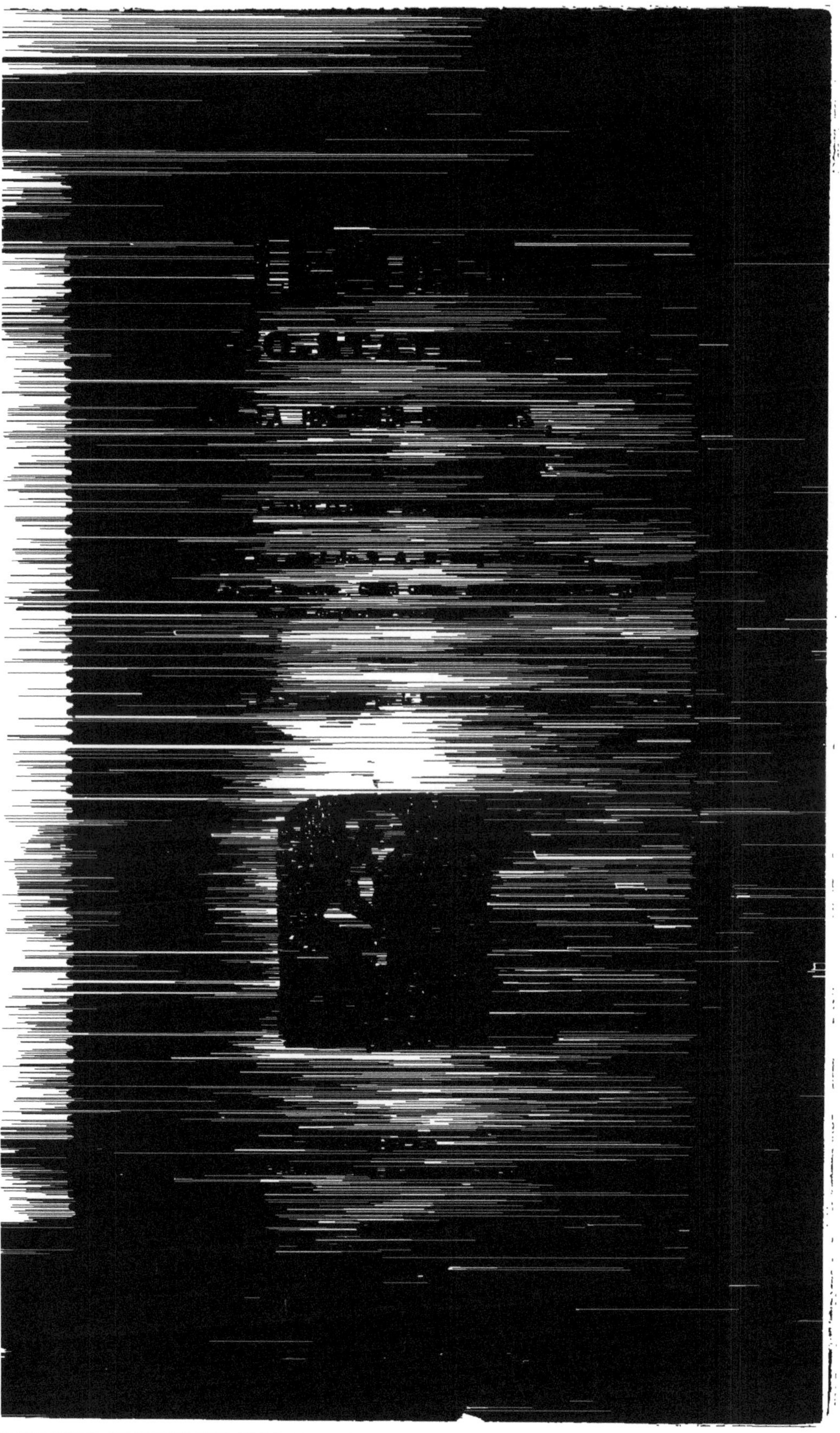

LETTRES
MÉDICO-STATISTIQUES
SUR LA RÉGENCE DE TUNIS,

PAR

LE DOCTEUR A. LUMBROSO,

Médecin en chef de S. A. le Bey de Tunis,

Chevalier de la Légion-d'Honneur, Grand Officier de l'Ordre Iftikar de Tunis,
Membre de plusieurs corps savants.

Mémoire couronné, le 12 juin 1856, par la Société de Statistique de Marseille.

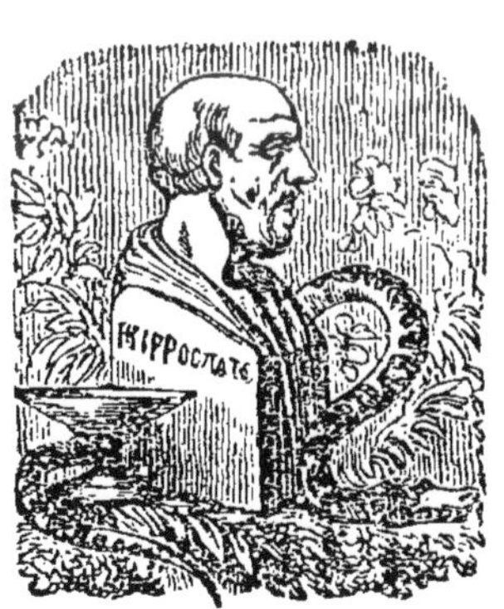

MARSEILLE.

TYPOGRAPHIE-ROUX, RUE MONTGRAND, 12.

1860

A

la plus douce espérance

de mon Cœur,

A MON JEUNE FILS

GIACOMO LUMBROSO.

LETTRES MÉDICO-STATISTIQUES

SUR LA RÉGENCE DE TUNIS.

A Messieurs les Membres de la Société de Statistique

DE MARSEILLE.

MESSIEURS,

Trois généreux mobiles peuvent agir sur l'homme qui se livre à l'étude des sciences : le premier est celui qui l'excite à pénétrer autant qu'il est possible, les grands mystères de la nature ; le second est celui qui le porte à critiquer et à approfondir les travaux de ses devanciers ; le troisième enfin est celui qui le conduit à recueillir par ses propres recherches, par ses investigations personnelles, de nouveaux matériaux scientifiques, afin d'élargir par ses découvertes le champ des connaissances humaines.

C'est à ce dernier mobile que nous avons obéi. Mais pour atteindre un but aussi élevé, nous ne nous sommes point dissimulé qu'il faut une longue persévérance dans le travail, une scrupuleuse attention dans la manière d'observer, et une grande exactitude dans l'exposition de ce qu'on a vu et de ce qu'on a fait.

De plus, lorsqu'on est assez heureux pour être appelé à faire partie d'une société scientifique éminente, ne sent on pas l'impérieuse nécessité de redoubler d'efforts et de courage pour se rendre digne des honorables confrères auxquels on se trouve associé ?

Loin de s'énorgueillir de cette insigne faveur, on doit, je crois, faire de nouveaux efforts, pour diminuer la faiblesse de ses propres titres, et pour justifier l'élection flatteuse dont on a été l'objet.

Ces sentiments, Messieurs, sont les miens, et j'aime à les proclamer au frontispice même d'un ouvrage publié sous vos auspices.

Pendant que je le préparais avec l'intention de le publier, s'il en était jugé digne par quelques savants amis auxquels je me devais à moi, comme à vous, de le communiquer préalablement, j'ai reçu, chers collègues, le précieux diplôme, que vous avez bien voulu me conférer.

Je me suis donc hâté de l'achever et de le faire paraitre; à défaut d'un travail plus important, je prends la liberté de vous offrir cette faible production comme un gage de ma vive reconnaissance.

Né sur le sol africain, je suis allé étudier en Italie; mais plus tard, rappelé sous le toit paternel, et menant dans ces contrées une vie pleine de fatigues, j'ai contracté l'habitude de l'idiôme semi-barbare qu'on y parle, et perdu celle du langage de la société éclairée.

Vous ne vous étonnerez donc pas, Messieurs, de rencontrer, dans ce travail, des expressions, des phrases qui se ressentent de cette fâcheuse influence.

Je compte, cependant, sur votre indulgence pour la forme, en considération de l'intérêt qui peut s'attacher au fond.

Le travail que j'ai l'honneur de vous soumettre se compose d'un certain nombre de lettres scientifiques que j'adressai à un de mes plus chers collègues, et qui contiennent une foule d'observations et de notes statistiques; à ce titre, vous ne sauriez en considérer l'objet comme étranger ou indifférent à celui de vos travaux.

J'ai la ferme intention de les continuer, et, dans ce cas, je ne manquerai pas de vous communiquer mes nouvelles études.

Veuillez donc agréer l'hommage de ces cinq premières lettres, comme preuve de la haute considération avec laquelle j'ai l'honneur d'être votre dévoué collègue,

Dr A. Lumbroso.

LETTRE PREMIÈRE,

Servant d'introduction.

—

> L'érudition nous fait acquérir la science historique: l'esprit et le jugement nous donnent l'intelligence : le génie nous amène à conclure.
>
> ZIMMERMAN, *de l'Expérience en médecine.*

J'aurais voulu, mon docte ami, répondre plutôt à l'aimable invitation que vous m'avez si souvent réitérée, de vous communiquer quelques indications détaillées, concernant la pratique de la médecine dans la Tunisie, ainsi que les principaux faits qui se sont présentés à mon observation. Mais avant de céder à votre flatteuse invitation, je tenais à corroborer ces renseignements de quelques réflexions propres à éclairer la pratique ; à étudier et à approfondir les effets de notre climat ; à déterminer les phénomènes qui dérivent des circonstances particulières de notre situation géographique; à examiner l'influence des principes religieux qui dominent, et la nature de nos arts ; enfin, à comparer entre nos indigènes et les individus d'origine différente les effets résultant du plus ou du moins d'activité qu'ils déploient dans les exercices du corps.

Vous conviendrez aisément avec moi, mon cher collègue, vous qui êtes doué d'un vaste savoir, d'une scrupuleuse conscience, qu'un médecin ne saurait exposer ses propres idées, sans les avoir basées sur des observations pratiques, souvent renouvelées; sans contrôler les faits par les faits, sans tenir compte des influences multiples qui agissent dans les diverses maladies de l'humanité.

Ce besoin d'observer auquel j'ai obéi, a été tellement senti ; la justesse de ces principes a été si bien comprise, que chez tous les peuples et à toutes les époques du monde, on peut remarquer comme un trait saillant du génie humain, une ardente curiosité, un vif désir de visiter les différentes régions, et les lieux les plus éloignés, pour arriver, grâce à un examen approfondi des contrées étrangères, des climats divers, des mœurs, des usages, etc., à la découverte de la véritable étiologie des différences qui pouvaient être observées dans les types des phases morbides, et de là à la détermination de la meilleure thérapeutique qu'il convenait d'appliquer à chaque localité.

Cette influence des localités est telle que, lorsque j'aborderai dans tous ses détails ce point très important de la pratique, on verra comment certaines maladies qui se guérissent ordinairement dans certaines régions par l'emploi de moyens thérapeutiques déterminés, résistent, sous notre ciel, aux mêmes moyens curatifs, à raison de la différence du climat.

Mais ce ne fut pas seulement de l'intérêt qui s'attache à ces importantes vérités que naquit dans les temps les plus reculés cet ardent désir de visiter les contrées lointaines alors qu'il n'existait aucun moyen facile de communication; ce fut encore du besoin de recueillir les notions inconnues, éparses dans le monde.

Les pérégrinations de ces hommes entraînés par l'amour de la science, outre qu'elles eurent pour effet d'enrichir la science, inspirèrent l'idée des réunions scientifiques, des associations utiles, des comparaisons réciproques, afin de constituer ce magnifique assemblage de richesses, qui constituent aujourd'hui l'apanage tant de la physiologie que de la pathologie.

De la méthode suivie par les anciens maîtres en médecine.

Si vous jetez les yeux sur l'histoire de notre profession ; si vous parcourez les annales de notre art, vous verrez que tous les savants qui s'y sont adonnés, ont été désireux de visiter les contrées étrangères.

En effet, les Grecs, les Romains et les Arabes, se sont fait une loi de voyager d'une terre à l'autre, pour s'informer des découvertes importantes restées dans l'obscurité, et pour approfondir les principes philosophiques qui étaient enseignés dans les diverses écoles.

HIPPOCRATE, le premier, justement nommé l'homme au génie divin, parcourut pendant plusieurs années la Macédoine, la Thrace, la Thessalie et la Scythie, cherchant à converser avec les Sages, pour connaître leurs observations particulières sur les régions qu'ils habitaient, et à étudier les maladies endémiques de leurs pays respectifs ; nul ne pouvait mieux que lui discerner les prodigieux effets de l'influence des climats sur l'organisme humain à l'aide de la comparaison des arts, des coutumes et des nombreux types soumis à cette influence.

C'est grâce à cette sagacité et à cette multiplicité d'observations qu'HIPPOCRATE a laissé aux générations futures, un riche héritage de science médicale, et d'aphorismes utiles qui illustrent encore son nom (1).

N'allez donc pas m'accuser, cher collègue, de me laisser emporter par un aveugle fanatisme pour la tradition et pour l'autorité en matière scientifique, si je répète avec d'autres que la véritable philosophie de la médecine est née avec HIPPOCRATE ; que ce grand homme doit être d'autant plus admiré, que pour former cet art difficile, il était privé du

(1) Voir PUCCINOTTI. *De la doctrine* d'HIPPOCRATE.

concours des découvertes anatomiques, chimiques et physiques; que c'est par son propre savoir qu'il a su s'élever et se maintenir à la hauteur de l'art, n'ayant d'autre ressource que ses savantes observations et ses justes déductions.

Ce sont là précisément les motifs qui me font exalter le génie d'HIPPOCRATE de préférence à un grand nombre de savants qui ont bien mérité de la science, soit comme inventeurs, soit comme réformateurs, mais qui n'avaient qu'à marcher dans la voie frayée et tracée par le génie d'HIPPOCRATE.

PLATON, également, ce penseur hardi et profond, cet esprit créateur par excellence, ce génie qui aborda avec tant de fermeté et de courage les questions les plus ardues de la psychologie, de la dialectique, de la théologie, de la morale, de la politique, s'appliqua particulièrement à acquérir des connaissances dans la science médicale, et, à cet effet, il entreprit de longs voyages en Egypte et en Italie, pendant lesquels il se lia d'une étroite amitié avec TIMÉON le locrien, médecin et philosophe, qui jouissait à cette époque d'une grande réputation.

Après HIPPOCRATE et PLATON, GALIEN, homme d'un esprit merveilleux et doué des plus brillantes facultés, se rendit à Smyrne pour profiter des judicieuses leçons de PÉLOPE, et à Corinthe, de celles de NUMISIAN; de là il allait apprendre l'anatomie à Alexandrie, en Palestine l'histoire naturelle, et enfin il revenait à Rome pour entendre HÉRACLIUS (1).

Plus tard AVERROÈS, AVICENNE, RAZIS et d'autres savants Arabes parcouraient les différentes contrées du monde pour acquérir la théorie et la pratique de la médecine, pour s'instruire dans les sciences, pour recueillir les principes de la philosophie d'ARISTOTE, et plus particulièrement pour

(1) SPRENGEL, *Apologie* d'HIPPOCRATE.

étudier la botanique, ainsi que les faibles notions de ce qui est devenu plus tard la chimie.

Je viens de nommer les Arabes, ancêtres des habitants du pays que je vais étudier ; et, à ce propos, je ne puis m'empêcher de rappeler avec un profond regret que c'est à l'époque des premiers Califes, et lors qu'ils prirent possession de l'Egypte (1), que fut commis cet acte de férocité barbare et de stupidité fanatique, qui leur fit anéantir le plus grand et le plus incomparable monument de l'antiquité : la Bibliothèque d'Alexandrie et avec elle les principaux fruits des découvertes médicales.

Il est vrai d'ajouter que ce fait inouï de vandalisme sembla leur inspirer de profonds remords, car ils recherchèrent ensuite avec soin, les rares, mais précieux débris de tant de travaux.

Ainsi ces hommes excités par le plus aveugle fanatisme, et par la plus invincible horreur pour tout ce qui n'était pas leur croyance religieuse, n'hésitèrent pas à s'emparer de ces fragments épargnés par les flammes ; ils recherchèrent même tous les manuscrits conservés par les savants et ils devinrent les possesseurs exclusifs de ce qui restait de science humaine.

Telle fut l'origine de cette célébrité si longtemps acquise aux savants de l'Orient.

Remarquons, en passant, que les écrits des plus renommés d'entre eux se répandirent très difficilement, même dans les contrées soumises à l'islamisme, à cause de la difficulté des copies à la main, et de la rareté de bons traducteurs des manuscrits survivants, rédigés en grec et en latin.

Ces productions restèrent donc dans un cercle restreint et ne se répandirent que lorsque les savants Musulmans

(1) Sous le calife Ahmor, et par ordre de son général Ahmor Ben-el-Hass, commandant l'armée victorieuse.

commencèrent à voyager et qu'ils communiquèrent volontairement leurs propres connaissances.

Ainsi les hommes qui acquirent une grande réputation parmi les sectateurs de Mahomet, ne se firent connaître que lors de leurs pérégrinations, qui avaient pour but de converser avec les docteurs les plus savants de l'époque et de recueillir leurs enseignements.

Ce fut par de tels moyens que Razis devint le premier chimiste de son temps, et Albucasis le chirurgien le plus distingué, pendant qu'Ahly-Habbas, Razis second et Avicenne se rendaient célèbres et utiles par leur vaste savoir en philosophie et en médecine, et par les ouvrages qu'ils léguaient à la postérité.

Enfin, l'immortelle renommée proclamait également les noms d'Avenzoar et d'Averroès parmi les Musulmans de l'Occident.

Utilité des Académies scientifiques et des Congrès de savants.

J'incline à penser que le pélérinage de La Mecque contribua aussi, à cette époque, à répandre, parmi les Musulmans, les sciences et les arts, parce qu'il réunissait comme aujourd'hui les hommes les plus intelligents des vastes provinces mahométanes ; et bien qu'ils ne se rassemblassent que pour accomplir un acte de foi, on peut affirmer qu'au moyen de judicieuses conversations et de narrations réciproques relatives à leurs plus importantes observations, ils réussirent à faire dans leur temps, pour la médecine, quelque chose d'analogue à ce que produisent au nôtre les Congrès scientifiques.

En effet, c'est dans de semblables réunions que se dessinent les variétés de l'esprit humain et toutes les nuances du talent ; car, tandis que les uns tendent vers l'abstraction et l'idéalisme, les autres ne s'attachent qu'aux faits. C'est de ces principes opposés qu'ont surgi deux qualités bien difficiles à accorder : la première donne l'essor à l'imagination, à la pénétration de l'esprit, à l'audace investigatrice des causes de la nature qui procède par la voie de l'expérience et de l'observation. L'homme, par elle, procède à la recherche des faits, les découvre, les scrute, les classifie et prépare l'objet de la science. Elle tend à la synthèse de la création et peut s'élever en un clin d'œil, des plus minimes détails aux plus hautes généralités, unissant ce qui semblait disparate, subordonnant les phénomènes aux phénomènes, distinguant ceux qui sont essentiellement divers pour réunir ceux qui ont le même principe. La seconde pénètre avec les yeux de l'intelligence jusques dans les pores de la matière, la décompose, la recompose, étudiant son existence, ses éléments, ses affinités, ses actions réciproques, sa mystérieuse puissance. Enfin, elle interroge la nature, elle reçoit ses révélations, en fait l'objet des plus profondes méditations et ensuite les déverse dans le monde comme des biens intelligibles. « Toute intelligence dans le « cercle où Dieu l'a placée, agit avec force ou avec persé- « vérance : quelquefois elle est le génie, quelquefois elle « en tient lieu. (1) »

Maintenant, si nous voulons rechercher de quelle manière se répandit en Europe le vaste savoir des Maures qui habitaient soit les contrées d'Orient, soit celles de l'Andalousie, nous remarquerons avec Valente-Rosario Scuderi (2), que les Israélites qui, de tout temps, s'étaient particulièrement livrés au commerce, et qui étaient familiers avec les différentes langues orientales, y contribuèrent grandement.

En effet, on ne peut nier que ce ne soit aux Israélites qu'on doit la traduction d'un grand nombre d'auteurs arabes et leur explication verbale, car il est bien reconnu qu'à

(1) D. G M. L. Voir. *Giornale dei Litterati*, Pisa, 1830.

(2) *Introduction à l'histoire de la médecine.*

l'époque où le génie de l'Orient semblait s'être transplanté dans l'Occident, et particulièrement dans la grande Université de Salerne, au sein des écoles les plus distinguées de l'Europe, les Israélites conjointement avec les Arabes et avec les Latins, enseignaient à la fin du xe siècle les théories médicales de leur temps.

A ces causes de propagation de la science, il faut joindre encore l'action exercée par les différentes croisades, en y ajoutant celle de la puissante domination des Espagnols sur certaines provinces de l'Afrique.

De l'influence des Institutions qu'on peut appeler mystérieuses sur le progrès moral et scientifique.

De ce qui précède il résulte que la science humaine doit son origine et ses premiers progrès aux associations, aux relations scientifiques, aux pérégrinations des savants, et aux révélations mutuelles des plus importantes observations.

Une part de ces heureux résultats revient encore à la fondation de certaines institutions qu'on peut appeler *mystérieuses*, institutions qui, comme les lumières mêmes, eurent toujours par une raison inexplicable, l'Orient pour point de départ. Nous citerons ici, pour nous borner à l'essentiel, la brillante école de Memphis, d'où sortit premièrement le divin ORPHÉE qui, bientôt après, institua les mystères de Samothrace ; secondement, TRIPTOLÈME et EUMOLPE, fondateurs des mystères d'Eleusis. Enfin, ARBACÈS qui, de son côté, propageait les véritables doctrines scientifiques et philosophiques dans le Nord, et créa jusques dans les fonds des plaines glacées de la Scythie, des assemblées mystérieuses.

Nous savons encore qu'à l'époque des grandes conquêtes d'ALEXANDRE, il existait aussi des Sociétés secrètes scientifiques dans lesquelles, suivant QUINTE-CURCE, le grand conquérant se fit initier.

A Rome, qui fut pendant des siècles l'arbitre du monde, existaient encore les mystères d'Eleusis, importés de l'Egypte, et même dans le grand siècle d'AUGUSTE, les mystères comptaient de nombreux initiés. Les écrivains et les philosophes les plus distingués de l'époque, se disputaient l'entrée de ces lieux secrets, où ils allaient rechercher les principes de la science et de la religion naturelle, but fondamental de ces assemblées.

Dans les Gaules et dans la Germanie furent aussi créées de semblables institutions ; et, ainsi dérivées de l'Orient, elles germèrent peu à peu dans toutes les parties du monde.

Sans aucun doute ces institutions servaient à adoucir les mœurs, à propager les lumières de l'intelligence humaine et à préparer cette grande révolution des idées, destinée à enfanter un jour les plus surprenantes découvertes et à produire la rénovation de la science.

Ecoutons ce que disait à cet égard le grand orateur de Rome : « Dans tous les lieux, dit CICÉRON, où les institutions « d'Eleusis ont été introduites, elles ont contribué à rendre « les hommes meilleurs, à leur faire estimer les liens qui « unissent les fils de la science, et à leur faire mieux ap- « précier leurs propres devoirs.

« Les initiés aux mystères, écrit ANAXAGORE, sont enchaînés « entre eux par les liens de l'amitié et de leurs principes, « qui ne sont pas ceux du vulgaire, et qui ne leur inspi- « rent que l'amour de la vertu et le désir d'améliorer « l'homme.

« C'était un crime pour les initiés, s'écrie DIODORE de Si- « cile, de manquer au serment qu'ils avaient fait de révéler « leurs mystères, parce que les mystères qui avaient tant « contribué aux progrès de l'humanité, enseignaient des « vérités qui étaient au dessus de la portée de l'intelligence « du vulgaire. »

En effet, si l'on doit, dans les différentes positions sociales, conserver une juste reserve au sujet des confidences réciproques, quelle discrétion ne doit pas être observée quand les hommes sont liés par des rapports solennels de croyance et d'instruction? On peut dire que ces confidences sont nées d'une espèce d'affinité qui doit les attirer comme l'aimant. Ils s'unissent alors avec cette rapidité qui n'appartient qu'à la pure essence, création de l'intelligence.

Mais je m'aperçois que de semblables réflexions, quelle que soit leur valeur, m'écartent de mon sujet principal, et de la matière que je veux traiter. Cependant, si vous daignez vous souvenir, mon cher collègue, que je me suis proposé de vous éclairer sur les raisons qui ont retardé ma réponse à vos amicales et pressantes demandes, vous comprendrez que je devais vous entretenir de tout ce qui me semblait pouvoir être utile à notre correspondance scientifique; j'y tenais d'autant plus que mes observations parviendront peut-être à vous persuader de quelle bienveillance nous avons besoin, nous habitants de ces contrées si arrièrées, si à l'exemple de tous ceux qui se distinguent honorablement dans les contrées plus avancées, nous osons tenter quelques pas dans la science pratique, quoique privés de tous les moyens nécessaires au perfectionnement du savoir humain.

Des moyens de progrès dont nous manquons tout-à-fait dans ces contrées, et qui existent en Europe.

En général, on exalte avec raison les merveilleux progrès de la science dans les pays civilisés; les pas gigantesques des savants dans la pratique de la médecine; les courageuses expériences chirurgicales, pendant que l'on ne se doute pas de l'ardeur et du dévouement mis au service de l'humanité dans ces contrées, par quelques hommes qui ne sont mus que par le désir constant de faire le bien, et par la volonté de se rendre utiles à un grand nombre de malheureux avec lesquels ils sont tous les jours en contact.

Qu'il me soit donc permis, mon cher collègue, de comparer les différences de position qui existent entre ces derniers et les praticiens de l'Europe, d'énumérer succinctement les moyens d'instruction que ceux-ci possèdent et les sources d'expérience où ils peuvent puiser.

Premièrement : outre la facilité que les médecins européens possèdent de s'assimiler les méthodes et de se procurer les moyens pratiques d'expérimenter, ils peuvent encore s'exercer sur les cadavres et en conséquence se mettre à même d'obtenir promptement et sans danger, les notions suffisantes pour arriver aux plus heureux résultats dans les opérations chirurgicales nouvelles et difficiles et dans tout ce qui tient à la découverte des nouveaux procédés.

Deuxièmement : le médecin studieux qui veut acquérir de la pratique, trouve en Europe, pour sa propre utilité, des hospices de bienfaisance, des écoles publiques, des cours scientifiques, des cabinets anatomiques, pathologiques, riches en merveilleuses préparations, des tables réductives avec la plus grande méthode et la plus grande précision, enfin des types de maladies, conservés avec l'exactitude la plus scrupuleuse. Est-il utile d'ajouter que l'étude de la Physique, de la Chimie, de la Minéralogie et de l'Histoire naturelle, est impossible lorsqu'on est privé du secours de ces vastes établissements, pourvus de tous les instruments nécessaires, de ces jardins botaniques, de ces bibliothèques publiques, de ces cabinets littéraires-scientifiques, de ces sociétés de médecine, de ces savantes Académies qui, au dire de l'illustre MOLINELLI, « doivent être considérées comme des satellites représentant la science humaine, créés « pour surveiller et diriger les talents, et pour unir les « forces et les intelligences sous la garde du pouvoir public. »

Il est vrai que ces institutions publiques ne peuvent pas toujours s'adapter à certaines nations, à certaines contrées, à cause des différences de constitution physique des peuples; mais de simples associations d'hommes possédant un certain degré d'instruction, engagés les uns vis-à-vis des autres, obligés à publier des travaux scientifiques ou littéraires, jugés dignes d'être produits, ne sont elles pas possibles et applicables dans toute circonstance, dans toute position et à tout peuple?

Troisièmement : quel est le savant qui pourrait nier de sang froid, l'utilité des minutieuses et exactes analyses chimiques que l'on opère en isolant les substances morbifiques, les solides ou les liquides des matières cadavéreuses, et enfin sur les différentes eaux potables, thermales et minérales?

Qui pourrait nier que certaines analyses ne remplacent les ténèbres par la lumière, dans les graves et solennels débats de la justice criminelle? Enfin, quel avantage ne procure pas au médecin praticien le concours d'un habile pharmacien, qui lui est d'un si grand secours dans les cures médicales par ses préparations exactes, et dans ses observations relatives à l'action des substances curatives?

Toutes ces causes ne se réunissent elles donc pas à celles que j'ai déjà citées, pour diriger et guider le savant dans l'étude d'une thérapeutique plus rationnelle.

Quatrièmement : il est indubitable que la faculté de se livrer à l'autopsie des cadavres, pour étudier l'obscur et difficile diagnostic, ne tende à révéler les erreurs et à mettre en évidence les inexactes hypothèses et les opinions diagnostiques émises avant les suites fatales.

Il est encore vrai que la main des plus habiles opérateurs ne se forme qu'avec l'exercice d'opérations réitérées sur les cadavres, et qu'elle devient non seulement plus franche et plus agile, mais plus sûre et plus prompte.

Je n'en veux d'autre preuve que l'avis des professeurs expérimentés qui, non seulement inculquent à la jeunesse les principes d'une utile pratique, mais encore ne dédaignent point de donner de judicieux exemples.

Telle est, mon cher collègue, l'énumération succincte des importantes ressources que vous avez le bonheur de posséder pour faciliter la longue étude de notre art, tandis que nous en sommes entièrement privés; ce n'est qu'avec la plus grande difficulté que nous parvenons à connaître quelques unes des nouvelles productions scientifiques et médicales, et encore ne sont elles possédées que par les principaux d'entre nous.

Ainsi, nous pouvons dire que nous sommes condamnés à l'exil, et en dehors de tout secours de la science; « dans cet « exil, s'écrie le docteur Boneth, (1) l'esprit manque de tout « aliment, et lorsqu'il n'existe pas d'espérance d'amélio-« ration et de quiétude, les sources mêmes se dessèchent, « quelques vivaces qu'elles soient, et l'esprit dépérit comme « un membre qui a été condamné longtemps à l'immobilité. »

Après un tel exposé, ce n'est pas sans étonnement que vous devez apprendre que parfois certains de nos praticiens se tirent avec une singulière habileté des cures les plus laborieuses, et pratiquent les opérations capitales les plus difficiles avec un heureux résultat. Mais alors vous vous reporterez volontiers à ce que dit Charpentier dans sa vie de Socrate, à ces mots que le grand philosophe répétait si fréquemment : « les livres sont des maîtres muets, » aux paroles même que Fleury, dans son discours si intéressant sur Platon, nous cite de ce grand génie : « par « fois les études que l'on fait avec les livres ne répondent « pas à la profonde ardeur qu'on éprouve d'apprendre ; » enfin au sage enseignement de l'estimable Carlo Speranza qui nous dit : « la conversation des hommes savants et

(1) Lettre au docteur G. Stambio *sulle condutte mediche*. Voir *Gaz. méd. de Lomb*. Serie IV. T. 1er n. 30.

« expérimentés dans les diverses branches de la médecine, « la contemplation des grands phénomènes qui se présen- « tent à la vue sous tant de formes, jointes aux médita- « tions qu'elles exigent, aux doutes qu'elles soulèvent, aux « raisonnements qu'elles déterminent, enrichissent l'esprit « de connaissances et de notions bien mieux que ne peu- « vent le faire la seule lecture et l'étude des livres. »

Maintenant, cher collègue, que je vous ai indiqué les raisons qui m'ont obligé à garder si longtemps le silence, je vais vous faire part d'un grand nombre d'observations diverses recueillies par mes soins, qui auront peut-être quelque importance, et desquelles j'ai toujours cherché à déduire, sans prétendre les imposer, une foule d'idées médicales que je vous communiquerai avec le plus grand plaisir, avec la ferme espérance qu'elles auront de l'intérêt pour vous.

Ce n'est qu'après vingt ans d'une pénible carrière et d'un séjour continuel dans nos arides contrées, pendant lequel j'ai été appelé à suivre les expéditions militaires qui visitent périodiquement les confins les plus reculés de la Tunisie; ce n'est qu'après vingt ans d'observations sur les nombreuses maladies qui se sont présentées à moi dans mon long exercice de chirurgien et de médecin, que j'expose mes idées, et c'est sur cette longue expérience que je me fie pour croire qu'en traitant une semblable matière, je pourrai être aussi de quelque utilité à ceux qui me liront.

Afin que l'exposition de mes idées et de mes observations soit moins fastidieuse, j'ai cru devoir, cher collègue, vous les transmettre sous forme de lettres, ce qui vous en rendra la lecture plus commode et plus agréable.

LETTRE DEUXIÈME.

—

Tous les états du genre humain sur la terre, la fondation de ses lois et de ses gouvernements, la disparité de ses mœurs, la variété de ses races, la multiplicité de ses aliments, de ses vêtements, la plus grande partie de ses maladies, soit endémiques, soit sporadiques, sont toujours plus ou moins les effets des climats et des localités qu'il habite.

(Virey, *Hist. nat. du genre humain.* V. 3.)

De la condition d'un jeune médecin dans les premiers temps de son exercice.

Après avoir terminé mes études de médecine et de chirurgie dans les savantes écoles de la Toscane, je revins à Tunis, lieu de ma naissance; je m'étais, dans cette première partie de ma carrière, pénétré suffisamment de la théorie, mais je me trouvais bien pauvre du côté de la véritable expérience qui s'acquiert seulement lorsque nous devenons responsables de la santé publique, lorsque notre conscience seule se trouve en face de l'Être Suprême, dont nous attendons et craignons le jugement.

Ma situation était donc celle d'un jeune homme inexpérimenté, porté, comme on le sait, à juger légèrement les savants et les doctrines, et se croyant lui-même infaillible, bien qu'il ne soit dominé le plus souvent que par ces principes scolastiques toujours étroits, qui lui plaisent, grâce à la forme ambitieuse dans laquelle ils se présentent. Trop souvent cette présomption juvénile porte l'adolescent à s'arroger le droit de scruter sévèrement les œuvres d'autrui, le porte à relever des erreurs là où elles n'existent pas, et lui fait croire et affirmer que, par la théorie seule, il arrivera à mieux juger les faits de la pratique et à pratiquer avec plus d'avantages.

Il faut l'avouer : c'est précisément cette assurance hautaine qui s'empare des jeunes élèves, au moment où ils commencent à exercer un art aussi ardu que sujet aux erreurs; ils se plaisent à croire que leurs opérations seront aussi infaillibles qu'eux mêmes : mais ils ne rougissent pas de ne faire aucun effort pour parvenir à cette rare perfection d'intelligence qui n'a été donnée qu'à quelques heureux privilégiés, parmi les nombreux disciples d'ESCULAPE.

Mais hélas ! Vains songes d'ardentes imaginations ! Illusions misérables sur la réussite de leurs grands projets..... jusqu'à ce qu'ils soient un beau jour détrompés par la cruelle réalité, par l'impuissance de satisfaire aux vœux de ceux qui réclament d'eux assistance et salut !

Moi aussi, j'ai été la dupe de quelques-uns de ces préjugés de jeunesse, inspirés par une puérile et sotte vanité ; je suis revenu dans ma patrie bien fier des légères notions que j'avais acquises, et j'ai cru qu'il n'y avait rien de plus facile que d'en recueillir les fruits. Mais, quand la dure expérience eut coupé les ailes à mes espérances sans bornes, le bandeau qui offusquait mon intelligence, tomba de lui-même, et il m'arriva ce qui doit arriver à tous ceux qui perdent leurs illusions.

Peu à peu je compris que non seulement notre art est bien long à apprendre pour la courte durée de la vie, mais encore qu'il est difficile, épineux et incertain.

A l'appui de cette assertion, je ferai suivre les considérations générales de quelques faits importants qui se sont présentés à mon observation et ont de plus en plus fortifié ma conviction au sujet des idées précédemment exposées.

Je passe donc à quelques remarques préliminaires sur notre position topographique, sur le climat, sur les différentes coutumes des indigènes, etc., etc., soit parce que ces détails sont généralement peu connus, soit parce que je vous les ai promis à la fin de ma première lettre.

Description topographique de Tunis. (1)

Tunis (*Tunète* des anciens, capitale de la Tunisie) se trouve situé par 36e 47° 57" de latitude septentrionale et à 7° 51" de longitude orientale du méridien de Paris. Placé sur le penchant de collines peu élevées, il s'étend en face d'un grand lac qui communique directement avec la mer, et il se divise en trois parties qui sont : la ville proprement dite et deux vastes faubourgs. Il est entouré de nombreux oliviers qui couronnent ces belles collines jusqu'à former parfois de véritables forêts, entrecoupées de gracieux jardins et de verdure. La beauté de l'aspect de Tunis, quoique bien frappante, a été niée par M. Pelissier, dans sa *Relation sur la Tunisie,* ce qui étonnera tout le monde. J'avais déjà parlé de cette ville, de la même manière que maintenant, dans ma brochure *Sur les effets du cholera à Tunis*, publiée trois ans avant l'ouvrage de M. Pelissier, et je n'ai rien à retirer de ce que j'ai dit antérieurement sur ce sujet.

Il est vrai que, dans la saison brûlante, les belles plaines qui environnent Tunis présentent de larges et profondes fissures représentant exactement la forme et la direction de lignes géographiques irrégulières, mais nous ne devons pas

(1) Les détails que nous donnons ici sur l'état hygiénique et municipal de Tunis, rigoureusement vrais, il y a quelque temps, sont heureusement en train de le devenir moins, grâce à l'esprit éclairé et progressif qui anime le gouvernement de S. A. La propreté, la circulation de l'air, le régime des eaux, etc., sont l'objet de mesures réparatrices dont nous décrirons dans nos prochaines lettres les effets avantageux ; mais, en ne modifiant rien aujourd'hui à la peinture d'un état de choses fâcheux et si réel encore tout récemment, nous avons pensé que le contraste serait plus saisissant, la comparaison plus facile entre ce qui a été et ce qui doit être, enfin l'étendue des services que rend la nouvelle municipalité de Tunis, mieux sentie et plus facilement appréciée.

pour cela considérer ces lieux comme incultes et déserts, car ils se transforment, plus tard, en vastes champs fertiles qui produisent des blés et des orges épais.

Le terrain est en général formé d'argile pure ; on ne rencontre que rarement des parties formées de couches de silice-calcaire. Il est à la fois admirable et surprenant de voir, après l'aride aspect que les plaines ont présenté pendant l'été, comme la terre se couvre, aux premières pluies d'automne, de magnifiques tapis de verdure qui servent à nourrir de beaux et nombreux troupeaux de brebis et d'autre bétail.

Dans la Tunisie, les pluies tombent irrégulièrement ; elles sont très-abondantes certains hivers, tandis que, dans d'autres, elles se montrent fort rarement. Cette irrégularité est souvent la cause d'incalculables dommages, tant pour la récolte des grains que pour celle des olives, des herbages et des fruits ; et à ce dommage se joint encore la pénurie d'eaux douces et potables, dont il existe bien peu de sources dans nos contrées, et que les habitants ne se procurent qu'en recueillant les eaux de pluie dans de nombreuses et vastes citernes.

Les pluies sont rares au printemps, et dans l'été bien plus rares encore, mais, dans l'automne, elles deviennent très-abondantes. Les vents n'ont pas plus de régularité que les pluies. Cependant, l'hiver, ils soufflent avec constance du Nord-Ouest, de l'Ouest, de l'Est-Nord-Est, tandis que, l'été, c'est le vent du Sud qui domine, rafraichi quelquefois par le vent d'Ouest, qui est bientôt vaincu par le Sud-Est nommé par les indigènes Chyly.

Dans la Tunisie, la neige tombe rarement. Cependant, depuis quelques années elle s'est montrée à diverses reprises. Le thermomètre, dans les jours les plus froids, ne descend pas à plus de 6° au dessous de 0. Rr.

Dans l'été, la chaleur devient excessive, surtout quand souffle le Sud-Est. C'est alors que l'atmosphère devient suffocante et insupportable, non seulement aux étrangers qui ne sont pas habitués à ce climat, mais encore aux indigènes. Le thermomètre, au milieu de la journée, monte facilement jusqu'à 37° et 38° Rr. On ne remarque que de minimes variations dans la chaleur du matin, du soir et même de la nuit.

Les différentes saisons se succèdent brusquement et pour ainsi dire sans transition. Dans l'automne, nous avons souvent des journées très-chaudes, auxquelles succèdent des nuits froides et humides, tandis que, dans la belle saison, on remarque quelquefois des jours très-froids et humides, auxquels succèdent subitement des chaleurs qui nous rappellent trop bien l'été.

Or, comme l'influence du climat agit au plus haut degré sur le bien-être des populations, et cela d'autant plus que son action est continue et universelle, et que ses effets sont même assez remarquables pour être visibles aux yeux du vulgaire, je ne puis manquer de m'étendre sur ce sujet, qui me servira de point de départ.

Du climat de Tunis.

Il est notoire que par *climat* nous devons entendre tout ce qui constitue l'état de l'air, de l'eau, des lieux, de la température, car c'est l'harmonie plus ou moins grande de ces éléments qui constitue le bon ou le mauvais climat.

L'examen de ces éléments nous amènera, je l'espère, à établir non seulement la véritable condition du climat de la Tunisie, mais aussi à reconnaître l'existence d'agents particuliers, destinés à détruire ou du moins à neutraliser les principes méphitiques et délétères qui tendent à corrompre notre atmosphère, placée dans de mauvaises conditions d'hygiène et de salubrité.

L'existence de ces agents favorables doit se déduire sans aucun doute, en premier lieu, de ce que les indigènes n'éprouvent aucun effet fâcheux de la mauvaise nature de leurs habitudes irrégulières ; deuxièmement, de leur négligence à repousser les plus simples précautions d'hygiène ; troisièmement, de leur déplorable et ridicule manière de construire les établissements ou les édifices publics, destinés à réunir une agglomération nombreuse, comme les marchés, les bazars, etc. ; quatrièmement, enfin, de la constante inertie qu'ils apportent à détruire tout ce qui est préjudiciable à leur santé.

De ces causes, je crois donc pouvoir conclure avec raison, que la salubrité de notre climat doit influer extraordinairement sur le maintien de la santé publique, sur l'heureuse réussite des plus importantes opérations chirurgicales, et que cette salubrité est le principe de notre bien être physique.

Rappelons ici les grandes variations que l'on observe dans les degrés de chaleur et de froid, et l'influence que peuvent avoir ces irrégularités sur la constitution de ce qu'on entend par climat, dont l'étymologie, depuis les temps les plus anciens, a toujours été tirée de l'état variable de la température.

Mais, n'est-ce pas là une erreur, puisque le calorique qui crée tout et qui anime tout, rayonne dans l'espace par l'intermédiaire d'un autre élément qui est l'air? Cherchons donc à résoudre ce dernier problème, avant d'examiner l'influence directe du calorique, et voyons si l'air peut modifier par lui-même en quelque manière l'action de ce puissant élément.

Or, si nous étudions la composition de l'air, en l'analysant soit sur les montagnes les plus élevées du globe, soit dans les plaines, soit dans les lieux les plus froids ou les plus chauds, nous le trouvons toujours formé des mêmes éléments. Il serait donc contraire à l'évidence d'assurer que l'air puisse exercer par lui-même une influence directe sur les différentes constitutions individuelles et sur les divers types des peuples. Si cet air devient impur par le mélange de quelques substances délétères qui sont hétérogènes à ses éléments, le mal qui en résulte ne doit pas être attribué à son essence, mais à l'action de quelques substances morbifiques, semblables à celles qui produisent les épidémies, aggravées, en outre, par l'impression et les caractères des individus.

On ne saurait donc prétendre que par la seule influence de l'air, un peuple doive être plus sujet au goître, aux maladies du foie, aux scrofules, aux maladies intermittentes, etc. On ne fera pas non plus dériver de la seule influence de l'air, la stupidité des habitants de la Nigritie, ou l'intelligence supérieure d'autres peuples, mais on l'attribuera aux principes étranges et variables qu'il peut contenir, à toutes les influences qu'il peut recevoir des climats, aux différents degrès de sa température et à son plus ou moins de poids, suivant les différentes positions des lieux.

Quant à l'action du calorique sur l'économie animale, je dirai, et cela est bien reconnu, que dans les régions froides, et particulièrement dans celles où le terrain est humide, les habitants sont plus disposés aux cachexies, parce que, dans de semblables régions, ils sont forcés de se nourrir d'aliments d'une nature peu stimulante, tandis que dans les climats tempérés et dans les régions chaudes, où les terres sont sèches, les habitants sont disposés aux maladies inflammatoires, principalement à celles qui naissent de l'abus des aliments excitants.

Enfin, l'action de la température étant absolue, constante et générale sur le monde, et le plus grand et le plus petit degré de calorique agissant rapidement sur l'organisation humaine, l'influence qu'elle exercera sur les différents climats devra être aussi absolue et constante.

Après avoir examiné l'action de l'air, réduite à elle même, et celle du calorique sur l'hygiène, et afin de ne rien omettre de ce qui constitue un climat, nous rechercherons encore quelle est l'influence des diverses eaux destinées aux besoins incessants de la vie. Quelle différence n'existe-t-il pas, en effet, entre les eaux qui jaillissent des sources pures, et celles de la pluie recueillies dans des bassins ou dans des citernes ? Les premières renferment ordinairement de l'air bien oxigéné, des sels solubles, etc., tandis que les secondes contiennent moins d'oxigène, des sels insolubles et des corps qui entrent bientôt en putréfaction; de là cette pesanteur qui les rend difficiles à digérer et ces troubles qu'elles apportent dans l'organisation. Enfin, la variété des terrains, leur position, leurs produits, doivent inévitablement influer sur la constitution essentielle d'un climat, puisque, suivant la nature du sol habité, on remarque des différences de tempéraments, des idiosyncrasies, de l'intelligence, des forces individuelles. Ces vérités ont été constatées par un grand nombre d'habiles observateurs, et, spécialement, par le docte GEORGET (1) qui démontre par des observations exactes et ingénieuses, combien la chaleur et le froid ont dû modifier l'espèce humaine.

Après cet examen succinct des climats et les observations faites sur celui de Tunis, je reviens, mon cher collègue, à la description que je vous ai promise de notre capitale, des coutumes de nos indigènes, afin que vous puissiez juger, d'après vous-même, si mes déductions sont justes ou erronées, tant en ce qui concerne les causes premières, qu'en ce qui touche les progrès et les limites des maladies qui se produisent le plus facilement chez nous.

En premier lieu, je vous prierai d'observer que dans une précédente publication écrite en italien (2), j'ai donné queques détails sur notre capitale, et, pour ne pas trop

(1) *De la physiologie du système nerveux.*

(2) *Précis scientifique sur l'épidémie cholérique à Tunis.*

m'écarter du plan que j'ai conçu, je reproduirai de cette publication tout ce que je crois nécessaire au développement de mes preuves.

Population de Tunis.

Tunis renferme environ 150,000 habitants, sur lesquels on compte 10,000 Chrétiens, et 25,000 Israélites, les uns et les autres originaires de l'Asie ou de l'Europe. Quoiqu'il me soit difficile, pour ne pas dire impossible, d'arriver exactement aux données statistiques les plus importantes relativement à cette population indigène, telles que le nombre exact des naissances et des décès, le recensement de la population, la différence numérique des deux sexes, des diverses croyances religieuses, des mariages, des divorces, cependant je tâcherai de vous en donner un relevé approximatif aussi exact que possible.

Sans doute, vous n'ignorez pas que c'est par suite d'anciens préjugés religieux, encore subsistant chez les Israélites et chez les Musulmans de ce pays, qu'il était impossible d'établir régulièrement, même approximativement, aucun calcul de statistique sur les points mentionnés. Les indigènes sont persuadés qu'ils recevront un châtiment de Dieu, s'ils se laissent dénombrer : ainsi pensaient les peuples qui vivaient sous David, lorsqu'ils attribuèrent à une tentative de dénombrement les fléaux pestilentiels qui les assaillirent. Ce préjugé est tellement enraciné parmi nos indigènes, qu'un personnage distingué et respectable qui avait proposé en l'année 1829, au Bey de Tunis, de faire le recensement des Israélites morts, puisqu'on ne pouvait pas le faire des vivants, pour arriver à la décision d'une question soulevée entre les sectes distinctes des Israélites portugais et autrichiens, fut menacé du plus sévère châtiment auquel il n'échappa qu'en payant une forte somme d'argent. *Tantum Religio potuit suadere malorum !*

Des édifices de Tunis et de la manière d'y construire les maisons.

Tunis qui fut longtemps splendide et respecté, a conservé de vastes mosquées, de grands bazars et de nombreux bains à vapeur. Il possède une église chrétienne, belle et spacieuse, dont le chef est un évêque. Il existe aussi une église grecque et un prélat de cette nation. Il renferme un grand nombre de temples israélistes et de nombreuses écoles arabes, dirigées par de savants Ulémas. Parmi ces écoles prime celle de la grande mosquée dite de l'Olivier, et possédant une vaste bibliothèque de manuscrits arabes. Les Européens comptent plusieurs établissements d'enseignement. On distingue le Collège de Saint-Louis, l'Ecole des frères ignorantins et celle des Sœurs de charité. Ces religieuses dirigent aussi un petit hôpital destiné aux malades catholiques. Les Israélites possèdent de nombreux établissements destinés à l'éducation, dirigés par des Rabbins. Chacune des sectes de cette religion entretient, grâce à des dons généreux et à quelques bénéfices particuliers, des écoles pour les pauvres, des asiles pour les malheureux infirmes, qui y trouvent gratuitement des remèdes et des médecins. En outre, on distribue la veille du samedi et de chaque fête, de fortes sommes d'argent et de grandes quantités de viande à ceux qui sont forcés par leur misère de se faire inscrire sur la liste des nécessiteux.

Les rues de Tunis sont étroites, obscures, irrégulières et très-incommodes pour la circulation ; il y en a bien peu de pavées, si l'on excepte celle des bazars, et quelques-unes du quartier musulman. Lorsqu'il tombe dans l'hiver d'abondantes pluies, elles font refluer les égoûts sur la voie publique et infectent l'air par les exhalaisons des matières fécales qu'ils contiennent. A ces fétides émanations s'ajoutent celles des dépôts de matières animales et végétales, qui encombrent non seulement les rues, mais les cours et même les maisons; ces matières en putréfaction s'amalgament ensuite avec une fange méphitique, qui reste longtemps stagnante dans les rues, spécialement dans les lieux bas; affreuse boue, miasmes suffocants, résultat de l'incurie et supplice des passants. De ce mélange pestilentiel se dégagent des gaz pernicieux qui sont l'origine des fièvres de diverse nature, sur lesquelles je ferai dans la suite d'importantes observations.

Enfin, on ne peut nier que l'aspect de la ville ne soit, dans l'humide saison, pénible, triste et accablant, et quand les pluies viennent à entraîner les immondices et les matières corrompues, tout cela s'écoule lentement par la voie d'un grand canal découvert, nommé par les Arabes *Khandak*, pour se jeter enfin dans le lac qui fait face à Tunis, et qui se prolonge jusqu'à la Goulette, petite ville qui est notre port et notre arsenal.

Nous avons déjà parlé de cette habitude d'une révoltante malpropreté, qui consiste à amonceler le long des rues et aux angles des portes le fumier et toute sorte d'immondices; ajoutons qu'après les avoir laissés s'entasser en grande quantité, on les transporte près du mur qui entoure la ville, où ils forment de vastes dépôts, auxquels se joint celui des cadavres des animaux domestiques, qui se putréfient à tous les regards par l'action du temps, ou qui sont dévorés par les chiens errants.

Avant que la pensée fut venue à l'industrie de recueillir les os, on apercevait autour de la ville des quantités d'ossements et de squelettes d'animaux. A présent, Dieu merci, nous sommes au moins délivrés de ce triste spectacle.

Les cimetières de Tunis sont situés à une grande proximité de la ville, quelques-uns même dans l'intérieur. Les Musulmans ont leurs tombes peu profondes, construites irrégulièrement, mal recouvertes, et, par cette raison, les eaux des pluies s'infiltrent dans l'intérieur et donnent naissance à des miasmes dangereux.

Chez les Israélites, au contraire, les tombes sont profondes, construites avec solidité, et bien recouvertes. Ensuite ils ont l'excellent usage d'étendre sous les cadavres une abondante couche de chaux.

Les Chrétiens, les Schismatiques et les Protestants suivent dans leurs inhumations les coutumes de leurs pays; aussi les cimetières et les tombes ne diffèrent-ils en rien chez eux de ce que l'on voit en Europe.

Quant aux maisons de la cité, il y en a de belles, vastes et commodes; on en trouve particulièrement de telles dans le quartier européen, qui sont construites à la manière de celles des pays civilisés. Celles des Israélites sont loin de leur ressembler, et, en vérité, elles méritent plutôt le nom de cabanes, que celui d'habitations commodes et salubres. Un grand nombre d'elles tombent en ruine, les autres sont mal construites, et toutes sont stupidement divisées; les chambres du rez-de-chaussée sont basses, obscures et humides, et ne reçoivent le jour que de la cour qui est au centre. Souvent on voit une nombreuse famille entassée dans une chambre qui sert à tous les besoins domestiques. Les maisons sont couvertes par des terrasses, d'où tombent les eaux pluviales dans les citernes, qui servent exclusivement, comme je l'ai dit, aux besoins de la vie, à défaut d'autre eau potable.

On fait la lessive dans les maisons, parce qu'il n'existe pas de lavoirs publics. Cette habitude entretient dans les murs une constante humidité, d'autant plus que les conduits qui servent à l'écoulement des eaux de lessive, et qui communiquent avec le canal extérieur, sont construits avec irrégularité et sans aucun art. Souvent il arrive dans la saison pluviale, les cours étant découvertes, que les eaux de pluies mêlées à diverses matières qu'elles entraînent, se trouvent arrêtées par les défauts des conduits et des canaux dont nous venons de parler. Alors on est forcé de réparer et de reconstruire.

Il résulte de là que les habitants sont tourmentés non seulement dans l'intérieur de leurs maisons, mais encore sur la voie publique, par les odeurs méphitiques qui s'exhalent des cloaques mal construits, peu profonds et mal cimentés; il arrive, en outre, que les eaux corrompues qu'elles contiennent s'infiltrent dans le sol et pénètrent dans les puits et dans les citernes voisines.

Ce qu'il y a de plus surprenant, c'est que personne n'a la pensée de chercher à combattre tant d'exhalaisons malsaines et délétères. L'autorité et le peuple sont également muets à cet égard.

Ces influences pernicieuses affectent principalement les habitations des Israélites pauvres, beaucoup moins celles des Musulmans, mieux construites et ne contenant ordinairement qu'une famille ou deux, par suite des préjugés religieux qui leur défendent de regarder le visage d'une femme qui n'est point à eux.

Mœurs des populations indigènes de Tunis.

Ces principes qui peuvent avoir de bons résultats moraux, ne sont pas moins favorables à l'hygiène, et n'agissent pas moins utilement sur leur meilleure constitution physique et sur leur plus grande force organique, comparée avec celle des Israélites ; ils sont donc moins sujets aux infirmités qu'entraine la cachexie; ces différences seront, d'ailleurs, traitées plus tard dans leurs détails. Avant d'y arriver, permettez-moi de vous décrire quelques habitudes imposées par les croyances religieuses aux indigènes, et tendant à créer pour eux des conditions physiques particulières, qui peuvent être troublées, comme nous le verrons, par des causes encore différentes de celles que nous avons développées jusqu'ici.

L'habitude de se nourrir de certaines viandes, ne doit elle pas exercer une certaine influence sur l'économie animale, par exemple sur celle des Musulmans qui, par scrupules religieux, ne mangent pas de la viande de porc, ni de celle des animaux morts naturellement. N'en serait-il pas de même des Israélites qui, en outre de la prohibition de la viande de porc, doivent encore rejeter certaines parties de viandes comme impures, et les faire macérer un certain temps dans le sel commun, pour qu'elles soient pures de toute parcelle de sang? Quelle influence ne devra pas exercer sur la constitution physique des Israélites l'usage toléré des boissons spiritueuses, qui sont sévèrement défendues aux Musulmans? Quel résultat différent ne produisent pas sur la constitution des indigènes leurs diverses manières d'apprêter les viandes que les Musulmans accommodent avec du beurre et des substances grasses, tandis qu'il est défendu aux Israélites d'unir avec la viande la plus petite partie de ces substances?

De plus, l'usage salutaire de prendre des bains, soit à vapeur, soit dans des baignoires ou de grands vases, que les Musulmans pratiquent bien plus que les Israélites, ne doit il pas modifier aussi leurs constitutions individuelles? Suivant la religion de Mahomet, le Musulman qui vient de se livrer au coït est réputé impur; l'exercice de la religion lui est défendu; pour sortir de cet état d'impureté, il doit se plonger trois fois dans le bain. Il doit encore se purifier tous les jours par des ablutions partielles, qu'on nomme *Oudho*, soit avant les prieres, soit après les évacuations naturelles. Les ablutions partielles sont limitées aux parties génitales, aux parties inférieures des quatre extrémités, à la tête, au visage.

Les femmes israélites qui suivent les préceptes de MOISE et les Musulmanes se regardent comme impures au moment des menstrues, des accouchements, des avortements, et, dans ces circonstances, toute action charnelle leur est interdite. Elles ne se considèrent comme en état de pureté, qu'après des immersions dans un bassin d'une dimension prescrite, qui doit être particulièrement pour les femmes israélites, rempli d'eau pluviale pure.

A la suite de ces observations, il serait assez convenable de faire une description détaillée de nos bains à vapeur, de leur action médicale, de leur construction; mais comme j'en ai fait le sujet d'un article à part dans une lettre subséquente, je me bornerai à faire observer que si l'usage des bains a été considéré comme une sage prescription de la Bible et du Coran, en ce qui concerne la propreté du corps et l'activité des fonctions cutanées, (particulièrement à l'époque des graves épidémies contagieuses), je dois aussi avouer qu'il est avéré, pour moi, que l'usage de ces bains donne naissance à beaucoup d'infirmités, car ils aggravent les maladies qui se rattachent aux rhumatismes, à la goutte, à la pierre.

Le fatalisme des Musulmans, en engendrant une stoïque indifférence et une morne apathie, atténue l'impression de l'action des causes morbifiques et de celles qui agissent directement sur le système nerveux. Ce sont des hommes que le malheur n'accable pas; facilement résignés, ils rapportent tout à la prédestination qui a son origine dans la volonté absolue du Créateur.

C'est la religion, d'ailleurs, qui leur commande d'éteindre promptement l'incendie de leurs maisons; d'en sortir quand elles menacent ruine; de ne pas rester dans les lieux infectés par des miasmes contagieux, et de ne pas s'exposer à des périls évidents. C'est elle aussi qui leur défend, comme un des plus grands péchés, de se soustraire par la fuite à un combat engagé contre les sectateurs des autres croyances, qu'ils nomment *infidèles*.

On lit dans les chroniques arabes que les anciens habitants de Tunis vivaient sobrement et avec une simplicité originale. Ils se nourrissaient principalement de *Couscous* (1) et de laitage ; mais, avec le temps, par des raisons que j'expliquerai plus loin, ils arrivèrent à se traiter plus confortablement, si bien qu'aujourd'hui l'art culinaire chez eux, s'il n'est pas avancé, est assez varié pour exciter la surprise de ceux même qui sont habitués aux nombreux mets des pays civilisés.

Les assaisonnements des Arabes sont très-gras et très-épicés par suite de l'usage exclusif qu'ils font des substances excitantes et onctueuses ; et, à mon avis, cette forte nourriture a contribué à les porter à l'abus des liqueurs et des vins les plus spiritueux, qu'ils désirent d'autant plus que eur religion les prohibe sévèrement. Remarquons, toutefois, qu'à l'égard des boissons, il y a deux catégories bien tranchées parmi les Musulmans ; les uns les détestent au plus haut degré, les autres en usent au point de s'occasioner de graves et sérieux accidents.

Enfin, il semble que les Arabes doivent aux Espagnols cette fierté de caractère, et ce mépris pour les choses étrangères, qui retiennent leur race dans l'ignorance des progrès de l'industrie européenne, et qui les portent à se contenter de leur pauvre culture et de leurs arts sans importance.

Chez les Arabes, l'amour du repos, porté à son plus haut degré, et bien différent de celui que prennent les autres nations, contribue à réconforter leur existence physique. Ils

(1) Le *Couscous* est fait avec de la semoule cuite à la vapeur d'un bouillon de viande et de légumes fortement épicés que l'on sert en même temps. On remplace aussi la viande par de la volaille ou du poisson.

ne sont pas avides de grands bénéfices, ni d'amasser de grandes sommes d'argent; plusieurs voyageurs l'ont remarqué. Quant à moi, j'ai toujours observé que toutes les fois qu'un chef de famille avait amassé ce qui pouvait lui suffire pour l'année, il se condamnait volontiers à l'inaction.

Ils aiment la musique de leur pays, l'usage du café et de la pipe. Ils ne considèrent guère leurs femmes comme des compagnes, ayant le droit de participer à leur bien-être : ils ne voient en elles que des instruments indispensables d'une existence plus commode, et ils leur imposent les charges du service domestique.

La mémoire s'affaiblit chez les Arabes par des essences odoriférantes, comme celles de roses, de jasmin, de musc, d'ambre gris, de castoreum, etc. Cet abus cause, en outre, un affaiblissement considérable et prématuré des organes de la génération, et d'autres organes fort importants pour l'existence.

Passons maintenant, mon cher collègue, à quelques observations sur les Israélites, qui sont presque des indigènes; mais avant de comparer leurs usages particuliers avec ceux des Arabes, je vous ferai remarquer que cette race s'est développée au milieu de l'oppression et du mépris des autres habitants; ces derniers semblent se complaire à les considérer comme des créatures abjectes, opposées à la volonté de Dieu qui ne les soutient qu'en proportion de leur adversité; les Israélites devaient donc avoir une organisation plus faible, des fibres moins résistantes, et, pour cette raison, être plus facilement disposés à ressentir les causes morbifiques; un grand nombre d'entre eux ne supportent qu'avec peine la disgrace qui pèse sur la masse et la crainte agit sur eux avec la rapidité de l'éclair. Les coutumes des Israélites et leur rite religieux, à la mort d'un parent, d'un ami, étant assez caractéristiques, méritent un intérêt particulier. Les cérémonies obligatoires consacrées par la religion au regret des trépassés, se font dans la chambre mortuaire et ne sont pas célébrées, comme ailleurs, en public, dans les temples. Dans ces circonstances, la foule des femmes, parentes et amies du mort, se réunissent, et, guidées par une improvisatrice de cantiques funèbres et d'élégies, pleurent, s'arrachent les cheveux, se frappent, se lacèrent la poitrine, les joues et les bras, s'accompagnant d'un cri aigu et simultané, semblable à un chœur de Furies ou de Harpies; puis elles se rendent de la demeure du défunt, sur la tombe, pour renouveler cette scène de bruyante douleur qui ne finit qu'avec le jour.

Les coutumes des Musulmans, dans ces tristes circonstances, sont à peu près les mêmes que celles des Israélites, avec cette différence qu'ils sont, comme nous l'avons dit, plus résignés aux décrets de Dieu.

La manière de vivre des Israélites est plus sobre que celle des Arabes. Le Couscous est aussi leur met favori, quoique leur art culinaire ne manque pas de variété. Ils font un usage excessif de viandes et de poissons salés, ainsi que de légumes; ils boivent en quantité de toute espèce de liqueurs et spécialement d'une eau-de-vie bien forte, fabriquée pour leur usage avec des fruits secs et des graines odoriférantes. Il y en a bien peu qui boivent tous les jours du vin.

De toutes ces causes, l'observateur déduira facilement que, s'il y a, en faveur des habitants de Tunis, des coutumes avantageuses à leur santé, il existe aussi une foule de circonstances propres à développer chez eux nombre de tristes et graves infirmités, dont nous parlerons dans la suite plus au long.

LETTRE TROISIÈME.

L'histoire nous apprend qu'à diverses époques reculées, les points importants du littoral de notre province furent occupés par différentes nations qui en prirent possession jusqu'au moment où les Turcs s'en rendirent maîtres. C'est alors que les deux principaux peuples qui habitent ce pays, l'un vaincu, l'autre vainqueur, les Arabes et les Turcs, professant la même religion, il dut nécessairement s'établir entre eux des relations, un mélange par lequel leurs générations ont vu non seulement se modifier favorablement leurs usages, mais encore s'améliorer leur constitution physique. Le sujet de ma troisième lettre est précisément la description des usages pris et adoptés par les vaincus, alors que les vainqueurs se mêlèrent à eux, et cette description m'amènera à examiner si ces deux peuples ne présentent pas aujourd'hui une physionomie identique, ou au moins analogue.

Je m'occuperai donc : 1° de leur manière de se vêtir. 2° de la polygamie et du divorce. 3° de l'usage immodéré de bains de vapeur.

Des Vêtements.

J'ai fréquemment observé, dans l'exercice de la médecine, avec quelle facilité les individus vêtus à l'orientale, ou comme les Numides, supportaient les grandes fatigues sans éprouver les inconvénients que ressentent les peuples vêtus à la manière européenne, lesquels sont sujets à de fréquentes interruptions de la circulation du sang, aux hernies, aux sarcocèles, aux varices, aux déplacements et aux engorgements chroniques ainsi qu'aux altérations de la matrice, enfin aux leucorrhées.

En effet, les habillements amples ne gênant point la liberté des fonctions des viscères internes, ni celle des mouvements du corps, doivent rarement engendrer les hernies inguinales, crurales, ou celles du périnée. Par la raison opposée les parois du ventre n'étant pas contenues par la compression des vêtements, se dilatent souvent sur les parties ombilicales, ou sur d'autres points de l'abdomen, et produisent des accidents fâcheux. Un de ces accidents s'est précisément offert à mon observation sur une jeune femme Israélite. Il était occasioné par le manque de soutien de diverses parties du corps; je crois, du reste, que ce cas s'est bien rarement présenté, même aux plus vieux praticiens! peut-être est-il unique dans les fastes de notre art.

Il s'agissait, cher collègue, d'une hernie complète de tout le trait de la ligne blanche formée derrière la démarcation des muscles droits du ventre. Elle avait débuté par une dilatation progressive des parois, au commencement d'une grossesse régulière et s'était développée avec force après les efforts un peu énergiques produits par la sortie du fœtus. Un corset dont j'avais fait le modèle, appliqué jour et nuit pendant une longue période de temps, opéra une parfaite guérison. Un désordre semblable devait être attribué indubitablement au manque d'usage des corsets ou des ceintures qui soutiennent si commodément les faibles parois du ventre.

Les femmes indigènes attachant un grand prix à l'obésité, ne mettent aucun obstacle à son développement. Elles ont pour vêtements de simples chemises, de courtes jaquettes, de vastes robes et des pantalons de soie; souvent elles se moquent des belles et fines formes de dames européennes et particulièrement de leur emprisonnement dans les corsets.

Les femmes israélites sont en général d'une petite stature, grasses, mais régulièrement constituées. On en voit rarement de difformes.

Quoique les habits étroits, les ceintures et les corsets soient utiles chez les Européens pour soutenir les parois de l'abdomen et s'opposer à la naissance des hernies ombilicales ou autres, cependant il arrive que ces obstacles pressent les viscères abdominaux, les chassent vers la cavité du thorax, ou les repoussent vers le bassin, et il advient facilement alors qu'en faisant de légers efforts, on donne naissance à d'autres espèces de hernies, telles que celles dites inguinales, crurales, etc.

De semblables accidents peuvent aussi être constatés sur les hommes, parce qu'ils ont l'habitude de se vêtir largement, et sans rien qui les serre, laissant ainsi toute liberté aux viscères du ventre et de la poitrine, mais il est très-rare qu'il leur survienne des hernies et autres maux qui dérivent des obstacles apportés à la libre circulation des liquides dans le corps.

Nos artisans et nos portefaix, quoique faisant tous les jours les plus violents efforts, sont rarement sujets à de semblables infirmités. J'ai observé encore que les Musulmans citadins et les Arabes numides ne sont pas souvent atteints de hernies, malgré leur constante habitude de monter de chevaux fougueux.

Pendant les longues années de ma pratique médicale, je n'ai rencontré qu'un petit nombre de cas de hernies; de ces cas, les quatre plus graves se sont présentés sur des Européens atteints de hernies étranglées, nécessitant une opération chirurgicale.

Deux de ces malades succombèrent pour n'avoir pas voulu se prêter à une opération douloureuse. Le troisième cas s'est présenté sur une femme sicilienne. Cette hernie était crurale et fortement étranglée. Je pus délivrer la patiente avec facilité par une prompte opération. Enfin, dans le quatrième cas, il s'agissait d'une incarcération d'hernie inguinale qui tourmentait un Français. Il fut habilement opéré par un médecin distingué, (M. le chevalier Nunes-Vaës) et le malade se rétablit en peu de temps.

« L'organisation physique, dit le docteur Lionet de Cor-« beil, dans son intéressant travail sur l'*Origine des her-« nies*, n'offre pas de différence entre les peuples de l'Eu-« rope et ceux du littoral de l'Afrique. Cependant, ces « derniers, sous le rapport de l'hygiène, sont visiblement « dans les conditions les plus favorables à la naissance des « hernies, leurs exercices étant plus continuels et plus vio-« lents, et la température plus élevée. » Jouville confirme encore cette opinion en assurant qu'en Espagne et en Italie, c'est-à-dire dans des climats qui diffèrent peu du nôtre, les hernies sont d'un tiers plus fréquentes que dans le Nord de l'Europe.

A quelle cause faudra-t-il donc attribuer le petit nombre de hernies que l'on remarque chez nous, si ce n'est à la différence dans la manière de s'habiller?

Les anciennes coutumes des Grecs et des Romains presque semblables aux nôtres; l'état de guerre incessant dans lequel se trouvaient ces puissants peuples ; le peu de hernies qui existaient parmi eux, maladie si rare alors qu'elle n'a guère attiré l'attention d'Hippocrate, ni celle des célèbres médecins romains : tels sont les principaux arguments que je puis invoquer à l'appui de mon assertion.

Depuis que les troupes régulières de Tunis sont vêtues à l'européenne, et cette transformation date de plusieurs années, j'ai eu à constater plus fréquemment des cas de cette infirmité. Dans les temps anciens, on ne voyait aucun indigène, ni de l'un, ni de l'autre sexe, mettre des bas ; ils avaient l'habitude de laisser les extrémités inférieures découvertes, et de se couvrir pésamment la tête avec un turban et une calotte de laine. Actuellement un grand nombre d'entr'eux ont adopté simplement le bonnet rouge national nommé *Chéchia* et a abandonné l'usage du turban. Les femmes portent de petites coiffures de soie épaisse, maintenues sur la tête par un léger voile qui en fait plusieurs fois le tour, et par des mouchoirs de soie. Aujourd'hui, les deux sexes se sont soumis à l'usage des bas.

De la Polygamie.

Il est bien reconnu que le Coran a admis la polygamie, et, comme je crois que cette prescription religieuse a eu une influence directe sur la constitution physique du peuple que j'étudie, aussi bien que sur son caractère, il me paraît convenable d'exposer mes idées sur les conséquences de la polygamie.

Non seulement elle a été autorisée par le Coran, mais encore MAHOMET lui-même en a donné l'exemple, en prenant douze femmes à la fois, tandis que ses préceptes n'en permettaient que quatre aux Musulmans, ce que permet également la loi de MOÏSE; en outre tout fidèle croyant peut, comme cela existait aussi au temps des Hébreux, posséder autant de concubines qu'il est capable d'en nourrir. Voyons maintenant si en réalité la polygamie peut être utile à l'accroissement d'une population, comme l'ont soutenu les défenseurs de cette idée.

Premièrement : en comparant le chiffre plus ou moins élevé de la population, chez les nations qui suivent ce principe, et celles qui le repoussent, il est facile de constater, que le nombre des Musulmans et des Israélites décroît peu à peu, tandis que s'augmente d'une manière très remarquable la masse des peuples monogames; j'ai même la ferme conviction que, si les Israélites n'étaient pas en grande partie, sous la domination des puissances civilisées, forcés à suivre la loi commune, leur nombre serait aujourd'hui bien réduit.

Secondement : la polygamie est un principe brutal et destructif de toute espèce de lien et de sentiment moral;

elle devient, par ces raisons, contraire au véritable but du mariage, qui est l'augmentation de la population et la bonne éducation des enfants ; elle bouleverse les droits naturels de la moitié du genre humain. Si le sexe féminin surpasse en nombre le sexe masculin et se trouve sous le régime de la polygamie dans de meilleures conditions de propagation, comme on le prétend, ne peut on pas répondre que beaucoup de femmes étant impropres aux fonctions de la génération, soit par leur âge, soit par des désordres physiologiques survenus dans les fonctions de l'utérus, l'union de plusieurs femmes à un seul homme devra non seulement faire perdre très-promptement à celui-ci l'énergie de l'action, mais encore diminuer dans ses sécrétions spermatiques la force vitale apte à la génération, sans compter que la femme deviendra un organe inutile à cette importante fonction. Pour fortifier encore mes assertions, je citerai l'exemple frappant qu'offre l'Arménie, vaste province de l'Empire ottoman, où les principes religieux défendent la polygamie et où la population devient bien plus nombreuse que dans les autres provinces turques qui usent et abusent de la polygamie.

Un autre inconvénient non moins grave résulte de la polygamie ; elle rend l'homme presque impropre au coït, par l'abus qu'il est obligé de faire de cet acte, car la possession de plusieurs femmes entraîne sans doute leur satisfaction à toutes sans exception, pour empêcher les effets violents de jalousie qui naîtraient de son indifférence. Se sentant impuissant, il est forcé de chercher de nouvelles forces dans l'usage de substances aphrodisiaques très-excitantes. Ces substances portent un grand désordre dans la santé du père et communiquent au germe qui naît de lui des dispositions morbifiques, qui plus tard faciliteront très-probablement la perte du fruit conçu, ou abrégeront son existence.

L'étude des fonctions physiologiques nous enseigne que la conception de la femme est rendue plus ou moins facile et assurée, à proportion du degré d'affection plus ou moins grande, portée dans l'accomplissement de l'acte de procréation. Pour cette raison, si l'acte n'a lieu de la part de l'homme que par l'effet de sa complaisance ou de son intérêt, il y aura aussi, du côté de la femme, un bien plus faible degré de cet orgasme, concours reclamé par la nature pour effectuer la conception; l'acte devra perdre ainsi une grande partie de sa valeur. De plus, les femmes, sous l'empire de la polygamie, éprouvent incessamment les unes contre les autres une cuisante jalousie, qui non seulement les fait tomber dans le plus triste abattement, mais encore leur occasionne des maladies assez graves, comme j'ai eu lieu de l'observer; effets d'autant plus à craindre qu'elles sont tourmentées par dessus tout, de la crainte du divorce, admis par le Coran et la loi des Israélites.

Dans tous les temps, les gouvernements et les législateurs ont attaché une si haute importance aux questions de population, que, chez les anciens Grecs (1), les accoucheuses étaient honorées du nom de *conservatrices*, parce qu'elles conservaient par leur art des citoyens à la patrie et concouraient ainsi à la prospérité et à la grandeur de la nation. Par la même raison on accordait à Athènes, d'une manière spéciale, de grands privilèges aux femmes enceintes. Le plus remarquable était celui de sauver la vie au condamné à mort, qui se réfugiait dans la maison d'une femme grosse. A Rome, raconte Pline, les accoucheuses étaient tellement honorées, pour les secours qu'elles procuraient dans les enfantements, qu'on n'avait pas craint de les admettre dans la noblesse. Si donc les philosophes

(1) P.-D. Meli. *Sur les femmes qui se sont rendues célèbres dans l'art des accouchements.*

attribuaient tant de mérite aux personnes qui donnaient assistance aux importantes fonctions de l'accouchement, quel respect ne devons-nous pas à l'heureuse loi qui défend la polygamie brutale, cause puissante et certaine de diminution dans le chiffre de la population et de déchéance pour le bien-être physique de ceux qui la composent ?

On ne saurait nier que l'accroissement des fils de l'évangile ne soit dû notamment à l'action du prosélytisme, à la considération dont jouissaient les œuvres des évangélistes, enfin à l'autorité d'une loi qui se fonde sur la raison, mais on ne peut révoquer en doute qu'il n'ait pour principale origine, et pour agent de succès, la prospérité créée par la conservation des fruits nombreux d'un légitime et unique amour, entourés des soins mutuels et bienfaisants de leurs vigilants créateurs.

Ne remarquons-nous pas, au contraire, parmi les peuples d'Orient qui admettent la polygamie, une douloureuse et humiliante décroissance de population produite par la froideur et l'éloignement moral des créatures qui s'unissent seulement, comme nous l'avons constaté, soit dans des vues d'intérêts réciproques, soit pour accomplir avec peu d'affection l'acte matériel de la génération ?

Du Divorce.

En considérant le divorce sous le rapport exclusivement médical, je dirai, comme j'ai eu lieu de l'observer, qu'il en naît comme conséquences principales ; 1° de grandes souffrances morales, qui ne doivent pas être sans une certaine influence sur l'altération de l'équilibre physique normal ; 2° une froideur douloureuse entre les individus qui devraient s'aimer en proportion de la force de ce lien qu'un mutuel consentement a consacré, et de cette union qui doit être féconde en doux fruits; froideur unie au cynisme, qui les rend indifférents à se prêter un mutuel secours ; de légers maux qui, sérieusement observés dès le début, eussent été facilement atténués par des moyens simples et sûrs, se convertissent en dangereuses infirmités qui s'aggravent fréquemment au plus haut point. Les enfants nés de ce lien temporaire se trouvant, après le divorce, éloignés des auteurs de leurs jours, et entourés, par conséquent, d'individus indifférents pour eux, sont nécessairement négligés, privés des soins hygiéniques dont ils ont besoin; d'un autre côté, leurs parents, en contractant de nouveaux liens conjugaux avec des individus qui leur sont étrangers, ne pourront que se refroidir à leur égard : de là, l'oubli du vaccin ; de là, le développement, sur ces créatures disgraciées, de dispositions cacochymes qui les conduisent aux infirmités chroniques et souvent à la difformité. Enfin, je dirai, avec le remarquable docteur BERTRAND (1), que les mauvais traitements subis par les femmes arabes sous la férule conjugale; que les avortements fréquemment déterminés par la jalousie ; que les maladies devenues plus graves par le manque de toute espèce de soins, doivent rendre très-élevé chez eux le chiffre des morts-nés, de même que le divorce doit augmenter le nombre des morts en bas âge,

Comme preuve de tout ce que j'ai exposé sur les dangers de la polygamie et sur ceux du divorce, je dirai que j'ai connu un Musulman qui s'est marié consécutivement avec soixante-et-dix femmes, divorcées les unes après les autres, et qui n'a eu de toutes ces femmes que trois enfants d'une débile constitution.

Les Israélites admettent aussi le divorce, mais il faut dire pour l'honneur de la vérité, qu'il est chez eux bien rare, parce qu'ils ont l'habitude de stipuler réciproquement une forte indemnité hors de toute proportion avec leurs moyens ; ce qui met obstacle à des séparations trop légèrement décidées.

(1) *Sur la médecine et l'hygiène des Arabes.*

Des Bains de vapeur.

Pour suivre l'ordre établi dans l'exposition de mes observations générales, je vais parler de nos bains publics, de leur mode de construction, de la manière de les prendre, des bains propres aux Israélites, dits de purification, enfin de leur action générale sur l'économie animale.

Un vaste édifice au rez-de-chaussée, composé de plusieurs salles, contient les bains de vapeur. Tunis en compte plus de cinquante.

Après avoir traversé un long couloir, où l'on trouve un barbier ordinairement attaché à l'établissement, on pénètre dans une première salle très-vaste, entourée de bancs et de petites cellules, que je nommerai *Apodystères,* parce qu'elles servent de cabinets où l'on se déshabille, et que les habits des baigneurs y restent déposés. De cette salle, on passe dans une autre qui commence à être plus fortement chauffée. Cette seconde chambre peut-être regardée comme le pendant de l'*életerium* des anciens, car on y applique les divers médicaments nécessaires aux malades présents; elle contient aussi divers lieux appropriés à l'usage des besoins naturels : de là, on entre dans une autre pièce d'une température plus élevée encore, garnie de bancs fabriqués *ad hoc*, de dessous lesquels s'élance la chaleur d'une étuve contiguë : autour de cette pièce se trouvent de petits cabinets dans lesquels le baigneur est bien aise d'entrer, lors qu'il a pris son bain, pour se laver et se purifier à volonté. Cette pièce pourrait être nommée le *Sphéristère* pour désigner le genre d'opération que vous font subir les employés de cet établissement, occupés à distendre dans tous les sens le corps et les extrémités des baigneurs, ce qui constitue un véritable exercice gymnastique terminé par des frictions qu'on fait avec la main recouverte d'un petit sac en tissu de poil de chèvre. De cette troisième salle, on arrive à la quatrième, d'une température très-élevée, qui contient un vaste réservoir d'eau presque bouillante. C'était chez les anciens la *concamerata sudatio.* Peu d'instants après que l'on y est entré, la peau s'enfle, devient violette et se couvre d'une abondante transpiration. Quelques baigneurs descendent dans le réservoir pour faire la *calida lavatio.*

Derrière l'édifice, il y a ce qu'on appelait *hypocastrum,* ou fournaise, de laquelle, par le moyen des conduits, pénètre le calorique à divers degrés, comme je l'ai dit, sous les dalles et sous les bancs des différentes salles. De la grande chaudière, où l'eau est toujours en ébullition, partent les tubes conducteurs de la vapeur, pour la répandre dans les diverses chambres et maintenir l'air plus ou moins chaud.

Voyons maintenant de quelle manière est traité celui qui vient prendre les bains, soit par raison de santé, soit pour accomplir un devoir religieux, soit pour cause de propreté.

Après qu'il a déposé ses habits dans l'*Apodystère* et qu'il a été muni de sabots et couvert de linges blancs, il entre dans l'*életerium*, où il reste quelques instants pour s'habituer progressivement aux élévations de température. Il passe ensuite dans la troisième chambre où il demeure plus long temps, afin de provoquer une sueur plus abondante, enfin il arrive dans la dernière, la *concamerata sudatio.* Dans ce lieu qui renferme la température la plus élevée, comme je l'ai dit, environ 40° R., la transpiration arrive à son paroxysme. Pour stimuler encore plus cette fonction de la peau, quelques baigneurs ont l'habitude de descendre dans le réservoir d'eau demi-bouillante, déjà décrit, et y restent autant qu'ils peuvent la supporter. De cette chambre, le baigneur revient dans la précédente pour s'étendre sur un banc que j'ai mentionné plus haut et qui est garni de linges en coton. C'est le moment où les employés s'unissent pour lui faire subir cette manipulation et cette distension dans les différentes parties du corps, dont j'ai déjà parlé, et opérer les frictions avec la main garnie du sac de laine. A la fin de cet exercice, le patient est lavé avec du savon parfumé, ou avec une espèce de terre argileuse nommée *tefel* préparée avec de l'eau distillée et odoriférante. De là, le baigneur se transporte dans l'une de ces petites cellules que j'ai indiquées, où se trouvent deux conduits, l'un d'eau froide, l'autre d'eau chaude, un bassin et un siége de marbre avec un vase en cuivre, le tout pour se rincer et se purifier une dernière fois. C'est dans cette cellule que les Musulmans ont l'habitude de se raser les parties viriles et les aisselles, comme d'autres, le menton et la tête dans le *sphéristère* avant de commencer l'exercice gymnastique mentionné. Sorti de la cellule, il passe dans l'*életerium* où il est couvert de linges propres et bien secs, pour se rendre dans l'*apodystère*, et là s'étendre, se reposer et dormir tranquillement, pendant qu'on continue sur lui les pressions et les distensions dont j'ai parlé plus haut. Cet exercice semble vous assoupir comme par un effet magnétique. Après s'être reposé aussi longtemps qu'il lui plait, le baigneur endosse ses vêtements et paie suivant sa générosité. Le prix est très-modique pour les indigènes; il est fixé par le *Cadi* de la ville.

Les Musulmans font un plus grand usage des bains que les Israélites, par les motifs religieux que j'ai signalés; en effet, ils ne se considèrent pas comme en état de pureté après les rapports conjugaux, s'ils ne se lavent suivant les règles décrites dans la lettre précédente; ajoutons aussi, pour dire toute la vérité, qu'ils tiennent plus que les Israélites à la propreté du corps. Ni les uns, ni les autres, du reste, ne sont partisans de la coutume turque et russe de passer brusquement des bains chauds aux bains froids.

Il semble incompréhensible qu'en sortant d'un bain dont la température est si élevée, on puisse supporter instantanément une si grande absence de calorique. Cependant, si vous voulez, cher collègue, vous référer aux résultats de l'expérience de Fordia, vous aurez une explication plausible de ce fait; car cet observateur, après être resté dans une étuve très-chaude, pendant un certain laps de temps, en sortit sans être incommodé par les impressions de l'air froid. Ce phénomène s'explique par la tendance naturelle qu'ont les différents corps placés en contact, à s'équilibrer relativement à leur température, en se cédant mutuellement, et dans le même temps, l'excès de leurs forces, tandis que cette cause calme également, comme nous le savons, la sensibilité des papilles nerveuses cutanées. En effet, on peut dire que le corps de Fordia, ayant dû, dans son état de chaleur surabondante, céder le degré excessif de calorique qu'il avait absorbé pendant son séjour dans l'étuve, tant que l'équilibre de ce calorique ne se fut pas entièrement effectué avec celui de l'air ambiant de l'extérieur, ce corps ne devait en aucune façon ressentir de mauvais effets de la brusque et première impression du froid, malgré la délicate sensibilité des nerfs. En outre, si l'on recherche une explication physiologique de ce phénomène, je dirai que les fluides en circulation, qui, au moment où Fordia se trouvait placé dans une température élevée, se sont portés avec véhémence et affluence d'humeurs du centre à la périphérie, en parcourant tous les vaisseaux avec promptitude, même les parties externes, exposées soudainement au contact d'un air plus froid, ne pouvaient ressentir subitement cette impression, ni être fâcheusement affectés; car il fallait un certain espace de temps pour que la réaction et le refoulement des fluides s'opérassent en sens contraire.

J'ajouterai, pour rentrer en même temps dans le cercle de mes observations précédentes, que les Russes et les Turcs, après s'être plongés dans l'eau froide, en sortant d'un bain chaud, non seulement se livrent à un exercice violent et prolongé, mais encore prennent des boissons excitantes et actives, pour ramener promptement sur toute la périphérie les fluides des vaisseaux circulatoires, cherchant ainsi à opérer sur l'organisme une bienfaisante réaction dans l'équilibre de la circulation. Qu'un bain froid, au moment des excrétions de la peau, ne produise pas des effets aussi nuisibles qu'on serait porté à le croire, nous en avons pour preuve l'usage qu'ont les femmes israélites de se purifier après les menstrues, en se plongeant à trois reprises différentes dans un vase contenant de l'eau pluviale froide. Un vase de ce genre existe toujours dans les bains de vapeur qui sont exclusivement destinés aux femmes de ce culte. Il est vrai qu'elles ont l'habitude, à la fin de ces immersions, de bien se couvrir, pendant un certain temps, dans l'apodystère, produisant ainsi une salutaire réaction; mais il est positif que, même sans ces précautions, les accidents naissent rarement de cet usage imposé rigoureusement par la religion.

On ne peut nier que les individus brisés par la fatigue, ou ceux qui souffrent de douleurs rhumatismales ou nerveuses, n'éprouvent un grand soulagement par l'usage des bains de vapeur, tels qu'on les pratique ici. En effet, dès le moment où les baigneurs sont entrés dans les chambres chaudes, on voit l'épiderme se ramollir et se soulever, et le malade éprouve une sensation d'énervement général, par suite de l'évacuation d'une abondante transpiration, qui rend plus prompts et plus faciles les mouvements des vaisseaux circulatoires, et dissipe les âcretés partielles qui sont souvent la cause de ces graves douleurs. Telle est aussi l'origine du bienfaisant repos que procurent ces bains.

Il y a certains effets précieux du bain de vapeur qui furent constatés et pris en grande considération, même dans les temps les plus reculés; ainsi on raconte que les gladiateurs romains, et les guerriers fatigués par des faits d'armes, ou de longs voyages, avaient le privilège d'entrer les premiers dans les thermes publics, d'où ils sortaient, dit-on, vigoureux et bien reposés. J'en ai personnellement, sous l'impression de quelques souffrances physiques, ressenti plusieurs fois les heureux effets.

Vous devez comprendre, cher collègue, que si nos bains réussissent à merveille dans les petites affections, ils doivent, à plus forte raison, nous rendre bien plus de services dans le traitement des maladies graves : rhumatismes aigus et invétérés, inflammations de viscères. Il est vrai, d'autre part, que l'abus que les Musulmans font de ces bains et le peu de précautions qu'ils prennent, particulièrement quand ils en sortent, peuvent occasioner un brusque arrêt de la transpiration sur quelques-uns d'entr'eux mal disposés, et l'on s'imagine aisément quelles suites de maladies ces imprudences peuvent entraîner. Dans ma longue pratique, j'ai rencontré deux cas de tétanos qui étaient dûs à de semblables causes; j'y reviendrai ultérieurement.

J'ai bien souvent constaté de miraculeuses guérisons de maladies cutanées par suite de l'usage constant des bains : j'ai vu des syphilis invétérées, des érysipèles, des affections psoriques, etc., disparaître ainsi presque subitement, et guérir radicalement. Quelques individus atteints de violentes douleurs ostéocopes, en ont éprouvé aussi un soulagement et un calme bienfaisant.

Remarquez, d'ailleurs, que les avantages notables que nous retirons de l'usage des bains de vapeur, ne proviennent pas exclusivement de l'action du calorique et de l'abondance de la transpiration, mais encore de quelques sels contenus dans l'eau que l'on emploie et qui est tirée des puits saumâtres, contigus aux établissements. Cette propriété des eaux est-elle assez bien connue dans son mode d'action pour qu'il y ait lieu de dire, comme on le fait, d'ordinaire, qu'il existe des bains spécialement propres à guérir telles affections particulières, le rhumatisme, la syphilis, les affections herpétiques, etc. ? Je me borne à poser la question.

Les nombreux bains publics qui desservent notre capitale, ne sont pas les seuls : il y en a encore de privés, construits sur le même modèle, et qui sont contigus aux demeures des familles notables. Les Musulmans, je l'ai dit, sont tellement habitués aux bains, que j'en ai vu souvent rester de longues heures dans la salle la plus chaude, sans en être le moins du monde incommodés. Les femmes se plaisent à passer dans les bains des journées entières.

A l'époque de l'invasion du choléra, en 1850, je me trouvais à *Porto-Farina*, petit port près de Tunis, et j'y ai connu un Musulman, dit *Marabout*, âgé d'environ 60 ans, qui non seulement avait fait son domicile habituel de la plus chaude salle des bains, mais encore descendait de temps en temps dans le réservoir d'eau sémi-bouillante, et s'y plongeait en entier, la tête comprise : il restait environ 15 minutes dans cette atmosphère brûlante, tant sont grandes la force de l'habitude, la puissance du fanatisme religieux et la détérioration de la sensibilité physiologique, sous l'influence de causes morales !

Ce serait ici le moment de parler des eaux thermales jaillissantes que nous avons près de la ville, de leur position topographique, de leur analyse particulière, et enfin de leur action médicale, mais puisque d'autres écrivains s'en sont occupés, je crois inutile de m'y arrêter.

Un savant médecin espagnol, le docteur Joseph Carillo, avait déjà laissé, en 1754, un intéressant mémoire sur ces eaux thermales dites de la *Maméliff*, situées à l'E. S.-E. de Tunis, à la distance de trois lieues. Cette notice rédigée en latin, fut traduite en Arabe par Mohammed-ben-Hussein-Birem, qui y ajouta une note intéressante sur l'usage de nos bains de vapeur.

En 1851, cette notice a été traduite en français par M. A. Rousseau, orientaliste distingué, actuellement consul de France à Djeddah et alors premier interprète de la Légation française à Tunis.

Dans la crainte, cher collègue, qu'une plus longue causerie ne vous devienne fastidieuse, je termine ici ma lettre pour vous laisser un instant de repos et pour vous disposer à lire la quatrième que j'ai l'intention de vous adresser sans retard.

LETTRE QUATRIÈME.

Des Scorpions.

Les objets qui, en général, frappent le plus l'esprit du voyageur, lorsqu'il aborde la rive africaine, sont :

1° L'existence d'une quantité considérable de scorpions qui pullulent dans l'été :

2° Les prodiges vraiment extraordinaires que font les adeptes de la secte musulmane des *Aïssaouya.*

3° Les phénomènes spéciaux que produit habituellement le terrible virus vénérien d'où découlent les cas fréquents d'éléphantiasis, sur les différentes parties du corps, maladie qui se présente aussi parfois, produite par d'autres causes.

4° Enfin, la crédulité vulgaire des indigènes à l'égard des sorts jetés par le diable, ou autres êtres imaginaires et les différents moyens qu'ils emploient pour combattre ces influences morbifiques.

Puissé-je, mon cher collègue, ne pas vous être désagréable en traitant successivement ces divers phénomènes ! Puissent mes observations être, comme je l'espère, de quelque utilité pour la science !

Puisque j'ai le plaisir de correspondre avec un homme d'un talent reconnu, et particulièrement versé dans les sciences naturelles, je crois inutile de commencer par la description des scorpions, insectes aussi répugnants que redoutés ; d'ailleurs, beaucoup de naturalistes les ont décrit et en ont parlé longuement. Je me bornerai donc à énumérer : 1° les diverses espèces que j'ai observées ; 2° leur manière de piquer et d'introduire le venin dans la blessure ; 3° le plus ou le moins de force de ce venin, suivant la saison dans laquelle on en est frappé ; 4° enfin, les tristes effets de ce venin, suivant les différentes parties du corps, dans lesquelles il est injecté, l'endroit où il a pris naissance dans plusieurs cas et le point où il s'est fixé, le tempérament, le sexe et l'âge des individus blessés.

Des variétés de l'espèce.

Le scorpion varie d'espèce suivant sa longueur, sa grosseur, sa couleur et la force délétère de son venin. J'en ai vu quelques-uns de la plus grande espèce, d'une longueur assez remarquable pour surprendre le naturaliste le plus expérimenté, et parmi eux un des plus énormes dont j'ai voulu mesurer exactement les dimensions. J'ai trouvé qu'il avait 5 pouces et 6 lignes de longueur, et deux tiers de pouce de grosseur dans son milieu. Les pinces fermées formaient un cercle d'un pouce et trois lignes de diamètre; sa couleur était semblable à celle de l'ambre jaune.

Il existe en outre une espèce de scorpions de moyenne grandeur, et un grand nombre d'espèces formées d'insectes assez petits, qui sont tantôt couleur de cendre, tantôt chatains; souvent tout à fait sombres. Cette dernière espèce se trouve de préférence dans les vieux murs des maisons humides et sales, mais ses piqures occasionnent rarement des effets aussi redoutables que ceux occasionés par les piqures des insectes de la grande espèce de couleur jaune, dont j'ai parlé. Le vulgaire croit que les scorpions sont d'autant plus délétères qu'ils sont plus foncés en couleur. Mais je me suis trouvé présent au moment où quelques individus venaient d'être piqués par ces petits scorpions presque noirs, et j'ai toujours vu qu'ils ont eu bien peu à souffrir de ces accidents.

M. Metaxa, naturaliste célèbre, a fait la même observation en décrivant les scorpions de Rome (1).

Le scorpion est, à ce qu'il paraît, d'une nature assez irascible, car on l'a vu tourner contre lui-même ses armes

(1) *Monographie des scorpions de Rome et de ses environs.*

meurtrières. En effet, on assure qu'en plaçant un de ces insectes dans un cercle de feu, de manière à ce qu'il ne puisse se sauver, il tourne sur lui son dard et se tue. Il ne serait pas sans intérêt de s'appliquer à connaître avec exactitude quelle est la cause de sa mort, c'est-à-dire si elle vient de son propre venin (ce qu'on ne voit pas sur les autres insectes ou reptiles venimeux) ou bien si elle résulte des blessures répétées de son dard aigu.

N'est-il pas surprenant de voir avec quelle agilité il tourne ses armes sur l'obstacle qui s'offre à lui, et quelle tendance il a à veiller à sa propre défense? Il semble agir ainsi parce qu'il n'est doué que d'une faible vue; j'ai essayé plusieurs fois de présenter une lumière à l'orifice de son refuge, et j'ai remarqué qu'il en recevait très peu d'impression. Son ouie me semble aussi très-dure, car il ne fuit pas au bruit qui se fait autour de lui, mais il me semble doué d'une grande délicatesse dans le sens du tact.

De sa manière de piquer.

Quand cet insecte veut mordre (permettez-moi cette expression) et répandre son venin, il se fixe sur l'objet qu'il rencontre avec ses pinces, et retourne sur ce point sa queue agile, d'où découle le venin dans l'étroite blessure produite par son dard qui redouble précipitamment ses coups.

Des effets du venin suivant la saison.

Les effets du venin des scorpions ne sont terribles que pendant la saison chaude. Nos indigènes qui craignent ce reptile dans les chaleurs, le touchent avec indifférence dans les jours froids de l'hiver. Au milieu de l'été, son venin est plus dangereux, parce que c'est la saison de ses amours, tandis que, dans l'hiver, il est engourdi et inactif. Les scorpions du *Sahara* (désert) et d'autres lieux sablonneux comme ceux de *Keruan* (Vicus Augusti), *de Mesaken* (village de la côte) et de l'*Ile de Gerbi* (l'antique Lotophagitis), etc., sont plus venimeux. Ceux de Tunis, qui se trouvent dans les ruines et les démolitions, sont moins dangereux que ceux qui résident à proximité des fours et des bains de vapeur.

J'ai vu mourir une jeune fille israélite, par suite de plusieurs blessures de scorpion, reçues au mois d'août dans la partie chevelue de la tête. Le scorpion était un de ceux qui se trouvent dans les fourneaux des bains, et c'est dans un de ces établissements, que le sort avait conduit cette malheureuse jeune fille. L'insecte s'introduisit à son insu dans ses longs cheveux et y resta. Lorsqu'elle voulut rentrer chez elle pour se mettre au lit, elle se couvrit la tête à la mode des indigènes, avec une *couffia* d'étoffe épaisse, le fin mouchoir de soie dit *Tacrita*, et, par dessus, le léger voile que l'on nomme *Bescikir*. Elle se préparait à dormir paisiblement, mais hélas! l'homicide reptile, du premier coup de son dard aigu, l'avertit cruellement de sa présence, et pendant qu'elle se dépouillait la tête pour chasser cet ennemi caché dans son épaisse chevelure, lui, plus acharné, frappait toujours! Après douze heures de cruelles souffrances, la malheureuse expira, en présentant tous les phénomènes ordinaires des blessures venimeuses, suivant les parties offensées. Un indigène sur la véracité duquel je puis compter, m'assurait qu'il y a 5 ans, et, précisément aussi dans l'été, un jeune Musulman, voulant, en sa présence, faire preuve de courage, comme membre de la congrégation des Aïssaouya (dont je parlerai bientôt) plaça courageusement sur sa tête un scorpion qu'il recouvrit de sa Chechïa, pour montrer qu'il n'avait rien à craindre. Mais, blessé deux ou trois fois sur le sommet du crâne, il mourut promptement. Il avait la tête rasée selon l'usage des Musulmans. Un autre indigène d'un âge moyen, se trouva, en juillet, dans la grande Mosquée de l'Olivier, au moment où l'on poursuivait un scorpion; non seulement, il voulut s'opposer à sa mort, parce qu'il était aussi un des disciples d'Aïssaouya, mais encore il le prit, et comme s'il en eut été jaloux, il le plaça sous sa Chechïa et continua sa prière. Mais le malheureux, dans un moment de genuflexion, tomba mort comme frappé d'un coup de foudre. Il avait patiemment supporté les blessures réitérées de l'insecte venimeux.

Il y a peu d'années qu'un autre jeune homme fut blessé un soir du mois d'août par un de ces insectes à la partie extérieure du pied droit, et mourut le lendemain matin.

Lorsque j'étais employé en qualité de chirurgien major du Bey du Camp, j'ai parcouru plusieurs fois la Tunisie, du côté du Djerid, dans la saison d'hiver; c'est à cette époque que le prince visite cette contrée avec des troupes irrégulières, et, dans ce parcours, j'ai été à même d'observer quelques individus blessés par des scorpions, mais comme nous étions dans les mois rigoureux, je n'ai jamais constaté de funestes couséquences, quoiqu'il faille tenir compte de la souffrance inévitable que l'on ressent pendant quelques heures.

Des faits énoncés ci-dessus, nous pouvons déduire que la blessure du scorpion est mortelle, si elle est faite sur la partie chevelue du crâne, ou bien encore à proximité des grandes branches nerveuses. Quant à ce qui concerne le tempérament, le sexe et l'âge des individus atteints, j'ai lieu d'être certain que la blessure est plus dangereuse sur les sujets d'un tempérament nerveux ou lymphatique, que sur ceux d'un tempérament sanguin ou bilieux.

Je me souviens aussi d'avoir vu un grand nombre d'individus d'un âge avancé ressentir, avec moins de force, l'action délétère du venin, tandis qu'au contraire j'avais beaucoup de peine à obtenir sur les hommes encore jeunes la guérison désirée. En outre, il est assez probable, comme cela existe pour toutes les maladies, que les femmes ressentent plus fortement les pernicieux effets du venin.

Concluons donc de ce qui précède :

1° Que la force et l'activité du venin se modifient plus ou moins suivant le pays où l'on trouve cet insecte et les demeures qu'il habite.

2° Que sa blessure peut être mortelle quand elle est faite à l'époque des grandes chaleurs de l'été, parce qu'il semble que cette saison est celle de ses amours.

3e Qu'il y a des exemples d'individus morts à la suite d'une seule blessure, mais qu'il faut ordinairement plusieurs blessures pour déterminer la mort.

4° Que les individus d'un tempérament nerveux et lymphatique ressentent plus facilement et plus vivement l'effet du venin,

5° Qu'il semble que les hommes jeunes en sont plus fortement atteints.

6° Qu'enfin on ne peut assurer, avec plus de certitude, sur lequel des deux sexes il sévit avec plus d'énergie.

De quelques préjugés des indigènes au sujet des scorpions.

Les indigènes, suivant leur habitude, croient posséder des moyens efficaces, pour se soustraire, non seulement aux tristes effets de ce poison animal, mais encore pour se défendre de la présence de cet insecte. Ainsi, ils sont persuadés que, depuis les temps les plus reculés, on a pu, par le moyen d'amulettes, écarter tout animal venimeux de la résidence de la famille souveraine (le Bardo) et particulièrement le scorpion qui, même, dans le cas où il serait introduit à dessein, perdrait par ce talisman son pouvoir malfaisant. Ce qu'il y a de certain, c'est qu'au *Bardo*, situé dans un lieu bas et composé de différentes maisons en ruine (à l'exception des somptueux palais de la cour)et où il règne une humidité incessante, on n'a jamais rencontré de scorpions, même dans le voisinage des fours et des bains de vapeur. Moi aussi, j'y ai demeuré longtemps sans en avoir jamais vu, ni avoir entendu dire que d'autres en eussent aperçu.

J'ajouterai que les habitants de Tunis ne manquent jamais, qu'ils soient musulmans ou israélites, de suspendre au seuil de leurs chambres certaines amulettes dans lesquelles il y a l'image de l'insecte entourée de versets du Coran pour les Musulmans et de la Bible pour les Israélites ; le tout accompagné d'autres versets mystérieux et incompréhensibles. Les Musulmans qui font partie de la congrégation de Aïssaouya, ont l'entière conviction, comme je l'ai dit, qu'ils sont invulnérables à toute espèce d'action du venin animal.

Des différentes méthodes dont les indigènes se servent pour traiter les blessures du scorpion.

D'après une vieille tradition accréditée chez les Musulmans, le Benzoar, substance pierreuse, semblable aux calculs biliaires qui se forment dans le ventricule des chèvres sauvages et de certains autres animaux, et que ETMULLER a nommé *Berzoaticum Germanicum*, ou Egographile, serait un excellent antidote contre les piqures de tout insecte venimeux et même un moyen de rendre le corps insensible à toute influence malfaisante. Mais un grand nombre d'observateurs, parmi lesquels je citerai le célèbre ROUCALLI-PAOLINI, savant du siècle dernier, après des expériences réitérées, se sont convaincus de la fausseté de cette assertion, sur laquelle je ne m'étendrai pas davantage. Les Musulmans qui sont encore imbus des anciens préjugés, paient très-cher cette substance qu'ils emploient aussi contre les palpitations du cœur.

Cependant ceux qui commencent à s'initier à la civilisation, ont recours à quelques moyens usités en thérapeutique et en chirurgie. Parmi ces différents moyens, je citerai la ligature de la partie blessée pour opérer l'incision ou la cautérisation avec le feu ou les caustiques. Je les ai vus, en outre, user d'un traitement qui m'a occasioné une véritable surprise, vu les bons effets qu'il produisait ; car j'avoue que je n'ai pu trouver une explication satisfaisante de ce fait, qu'on le considère soit sous le rapport anatomique, soit sous les rapports physiologique et pathologique. Ce traitement consiste dans la simple introduction, dans l'anus du blessé, d'un bourdonnet imbu d'huile d'olive commune, dès les premiers moments de la blessure. J'ai vu employer ce moyen dans maintes circonstances, en présence de personnes de mérite, et obtenir toutes les fois la prompte neutralisation des conséquences du venin.

On doit être bien surpris de ce résultat, si l'on considère que le venin une fois absorbé et mis en circulation, doit inévitablement léser les organes essentiels de la vie, et l'on se demande comment l'huile mise en contact avec les membranes muqueuses qui révêtent la concavité de l'anus, peut avoir la propriété d'éloigner tout danger. Quant au fait, il est réel, je pourrais l'appuyer de nombreux témoignages ; mais j'invoque seulement celui d'un de nos plus estimables personnages, le premier ministre d'Etat, S. E. Sidi Moustapha Hhaznadar qui a eu occasion de constater par hasard le prodigieux effet de ce remède.

En présence de tels phénomènes, on est obligé d'admettre l'existence de certains mystères de la nature dont les lois échappent à la raison et qui déroutent les esprits les plus savants et les plus expérimentés; il faut dire aussi avec MALLEBRANCHE « que c'est un bien de comprendre clairement qu'il y a des choses absolument incompréhensibles,» et avec le docteur QUAGLINO que « la cause que le raisonnement trouve absurde au premier aspect, n'est pas toujours fausse, et qu'il n'est pas permis de condamner gratuitement ces moyens que l'expérience sanctionne, par le seul motif que nous ne sommes pas en état d'en expliquer l'action (1).»

(1) *De l'héméralopie et des vapeurs de foie de mouton pour la guérir.*

Ce sont des mystères de cette nature qui firent proclamer au célèbre Tomasini (1) qu'à son avis aucune question ne fut jamais aussi légère, aussi inutile et aussi voisine du ridicule que celle qui regarde la prééminence en médecine, entre la pratique et la théorie, entre l'observation et le raisonnement, puisque le médecin praticien ne peut jamais raisonner que d'après les choses observées, ni rien recueillir et coordonner dans son esprit que d'après les faits, ni déduire d'aucune autre chose, que des effets des causes morbifiques, ou des remèdes essayés plusieurs fois, pour établir une valeur, une induction, une règle relative à ce qu'il doit faire ou ne pas faire ; à ce qu'il peut espérer ou craindre avec fondement. Il y a en fait une multitude de phénomènes naturels dont l'explication est pour la raison un problème qui la confond. L'excellent professeur Brofferio (2) oppose à cette pensée l'objection suivante : il y a une foule d'exemples extraordinaires, tirés de la chimie et de la physiologie naturelle, qui peuvent facilement entrer en parallèle avec les effets mystérieux dont je parle.

Nous tiendrons compte de cette remarque dans les recherches ultérieures de l'explication scientifique et rationnelle des bons résultats obtenus par les moyens empiriques que je viens d'indiquer contre les effets meurtriers du scorpion.

Mais ne peut on rappeler à l'appui de ce qui précède, que nous ignorons, cher collègue, par quelle cause l'eau versée dans un verre d'antimoine et renouvelée indéfiniment, se convertit toujours en émétique, sans qu'on puisse reconnaître sur elle aucun principe chimique nouveau, sans que le vase diminue de poids, même pesé avec les balances les plus sensibles.

(1) *De la nécessité de soumettre à une statistique les faits les plus importants de la médecine pratique.*

(2) *Sur l'usage médicinal de la vipère.*

Boerhaave a distillé quatre cent fois du mercure avec de l'eau, et jamais le mercure n'a diminué de poids, mais l'eau avait toujours la propriété de faire mourir les vers qu'on y plongeait.

Le sperme, quel principe présente-t-il qu'on ne découvre pas dans les autres humeurs animales, à l'analyse chimique, et même au point de vue physique? Cependant n'a-t-il pas l'incomparable propriété d'animer et de nourrir les ovaires, de donner la vie à des individus semblables au corps qui l'a fourni?

Le venin de la vipère, examiné chimiquement, n'offre aucun caractère différent des autres humeurs de ce reptile, et peu de dissemblance avec celles des autres animaux; les chimistes les plus distingués n'y ont relevé qu'une parfaite identité avec la gomme arabique, et cependant quel terrible effet ne produit-il pas sur l'économie animale?

Disons encore avec Brofferio: « Voici donc de grands « et surprenants effets des causes, échappant aux recher- « ches de la chimie et de la physique, et concluons, en répé- « tant sans cesse, que les faits seuls et les observations « doivent faire loi dans la médecine tant pathologique que « thérapeutique, et que les raisonnements doivent être dé- « pendants des faits et des observations. »

Des Vipères.

Ne m'occupant pour le moment que de ce qui concerne la Tunisie et ses habitants, je dirai qu'heureusement dans les environs de la capitale, il ne se trouve qu'un très petit nombre de vipères, nommées par Linnée *Coluber Ceraste*, tandis que celui des scorpions est prodigieux; les premiers de ces reptiles résident dans les lieux sablonneux du désert. Lorsque vient l'époque des pluies torrentielles qui font déborder les rivières, on en trouve plus souvent dans notre voisinage. On en rencontre aussi quelquefois sur les plages sablonneuses de la mer.

La morsure de la *Ceraste* est tellement venimeuse qu'en 1846, au récit du docteur GUYON (1), l'honorable docteur PANIER, qui accompagnait une expédition dans les régions les plus arides du Sud de la province d'Alger, fit l'expérience de l'action de ce venin sur une pie, en la blessant avec une dent arrachée à une vipère deux jours avant. L'oiseau ne survécut qu'une demi-minute à sa blessure.

De la Congrégation des Aïssaouya.

Aïssa est en arabe le nom qui correspond à celui de JÉSUS. Les Musulmans, d'après leur religion, doivent considérer le Rédempteur comme un des grands prophètes chéris de Dieu, et par cette raison ils donnent volontiers à leurs enfants le nom d'Aïssa.

Dans les premiers siècles de l'Islamisme, il parut sur le territoire du Maroc un homme qui fut considéré comme Saint, il se fit chef d'un grand nombre de volontaires qui le suivaient dans les voyages qu'il faisait dans les contrées les plus reculées du désert, pour s'y livrer à la contemplation et à l'adoration de Dieu. Il était connu sous le nom de Ben-Aïssa, c'est-à-dire fils de Aïssa, d'où dérive le nom de ses sectateurs dits *Aïssaouya.*

Avant de parler de cette secte, je crois utile de vous rapporter la chronique particulière du fondateur, telle qu'elle a été racontée par les écrivains arabes les plus célèbres de son époque, afin de connaître ses prodiges et d'arriver à ceux de ses adeptes.

Lorsque ce Marabout faisait ses pérégrinations dans l'intérieur du désert, les individus qui le suivaient aveuglément

(1) *Histoire chronologique des épidémies du Nord de l'Afrique.*

avaient l'habitude de se munir pour leur nourriture journalière d'un sac d'une certaine farine nommée ici *Bessissa*, composée d'orge, de blé, de semence d'anis, mis en poudre fine après avoir été grillés. A l'heure du dîner, on en délayait une portion dans de l'eau pour former une espèce de pâte, avec de l'huile d'olive, du sucre et du miel. Cette substance est encore la nourriture de toutes les tribus arabes numides, lorsqu'elles se mettent en marche pour chercher de nouveaux pâturages, ou pour guerroyer avec les tribus ennemies.

Il arriva, continue la chronique, que, pendant un long voyage dans les contrées désertes, les provisions s'épuisèrent et que les disciples commencèrent à ressentir les effets de la famine. Ils furent donc obligés de s'adresser à leur Marabout et de lui demander s'il lui était possible, par son opportune médiation, d'obtenir un secours qu'ils ne pouvaient plus attendre que d'un miracle. Alors Ben-Aïssa, agissant comme s'il était inspiré, leur ordonna de se nourrir librement et sans crainte de tous les reptiles et de tous les insectes qu'ils rencontreraient, c'est-à-dire des vipères, des scorpions, des serpents, etc., car on ne rencontre rien autre dans le désert. Le Marabout leur assura qu'ils pouvaient les recueillir sans péril.

Les disciples, dominés par un aveugle fanatisme pour leur bizarre chef, et reduits à l'extrémité, suivirent ce conseil et vécurent longtemps d'une telle nourriture sans en éprouver du mal.

C'est de ce fait que dérive la confiance aveugle dans leur invulnérabilité, dont sont pénétrés tous ceux qui, depuis cette époque jusqu'à nos jours, ont fait et font partie de la congrégation de Ben-Aïssa, toujours très-nombreuse et toujours fanatique. Dans toutes les contrées où domine l'Islamisme, on rencontre un grand nombre de ses affiliés.

Mais leurs prétentions ne se bornent pas à l'invulnérabilité, relativement aux effets venimeux des divers reptiles ou insectes ; il faut encore que chaque adepte s'assimile à l'animal pour lequel il a le plus de prédilection, en l'imitant dans ses mœurs et dans ses habitudes. Le choix de l'animal est souvent imposé par les chefs (scheiks) à chaque disciple. Alors, au moment de leur effervescence religieuse, l'un prend les attributs du Lion, un autre ceux de l'Autruche, celui-ci de la Gazelle, celui-là du Chat, du Chameau, etc., etc., et chacun, suivant les habitudes de l'animal qu'il imite, se jette, en poussant des cris imitatifs, tantôt sur de la viande crue, tantôt sur du fer ou du verre, tantôt sur des poissons crus, tantôt sur de grandes feuilles de figuier d'Inde, garnies d'épines dures et aigues ; d'autres grimpent sur des murs élevés avec l'agilité du singe ; un grand nombre se livrent encore à des exercices plus périlleux, en s'appliquant impunément un fer rouge sur différentes parties du corps, en se perçant les flancs ou les extrémités avec des lames aigues ; en se roulant sur des épées effilées, et sur des tas de feuilles piquantes, dont j'ai parlé. Enfin tous se font un jeu d'engloutir en quantité des clous, des scorpions, ou d'autres insectes malfaisants.

Lorsqu'ils se réunissent sous la direction d'un chef, pour procéder à l'une de leurs cérémonies bizarres, suivant leurs rites, ils se placent en file, se tenant tous par la main, s'excitant par divers chants accompagnés d'instruments, tantôt sur un air pathétique, lugubre, tantôt sur un ton vif et perçant. Ils se mettent ainsi peu à peu en mouvement, en se démenant dans tous les sens, criant à haute voix, et répétant toujours le nom de Dieu : *Allah*, *Allah* ; enfin, accélérant toujours de plus en plus, redoublant leurs gestes, ils poussent des cris frénétiques et se frappent sur différents points du corps, la poitrine, les cuisses, remuent et tournent en tous sens leurs têtes nues ; on dirait des démons. La musique aussi augmente avec les hurlements, et, le délire croissant toujours, ils arrivent à un état d'ivresse convulsive et furieuse, avec des figures pâles, agitées, épouvantables. A ce paroxysme d'exaltation, ils se séparent les uns des autres, et chacun, poussé par son instinct particulier et ses sensations déjà troublées, crie, pleure, rit, ou cherche sa pâture, sur laquelle il se jette avec une indescriptible voracité.

On ne peut nier que lorsqu'ils sont arrivés à un tel degré de brutalité, ils ne portent la terreur dans l'esprit du plus froid observateur.

Si, après quelques heures de cet exercice forcené, le chef qui les dirige veut terminer la séance, il ordonne à quelques uns de ses subalternes de s'emparer de ces furieux, de les renverser de force sur le sol, et, dans cette position, de leur répéter tout bas à l'oreille un verset particulier, inconnu aux profanes, qui, à peine entendu, les rappelle avec la promptitude de l'éclair à leur état normal ; alors ils prennent quelques instants de repos et vont tranquillement à leurs affaires.

Ici se termine la description de ces folies que j'ai vues plusieurs fois, de compagnie avec une foule de spectateurs. Quelque éloigné que je sois d'ajouter foi aux miracles quelconques prônés par le fanatisme, je ne puis pas davantage placer ces faits dans la catégorie des visions fantastiques, car non seulement j'ai assisté, comme médecin, quelques-uns de ceux qui ressentirent des suites graves de leurs excès, mais encore j'étais présent à l'extraction, du ventre d'un *Aïssaouya*, de quelques clous avalés qui ne furent pas digérés, et ne purent pas sortir du corps ; je puis donc essayer de donner, quelqu'en soit le mérite, une explication plausible de ces faits, de leurs causes et des conséquences qu'entraînent après eux de si étranges phénomènes.

Des causes de la surexcitation des Aïssaouya.

Dans l'exposé qui précède, on a pu constater avec facilité les nombreux éléments qui concourent à produire la surexcitation nécessaire au développement des effets décrits, savoir : la musique, le chant, le mouvement croissant et incessant, le contact, le fanatisme religieux, enfin, le dégagement indubitable d'une grande quantité de fluide magnétique animal, qui par la voie du contact doit se communiquer et s'équilibrer, en vertu de la loi physique bien connue qui régit ce puissant fluide.

Examinons donc maintenant en détail l'action singulière des éléments qui ont agi sur les sens, qui sont les intermédiaires naturels et directs entre les agents extérieurs et le *sensorium*, et nous arriverons, jusqu'à un certain point, à déterminer l'origine de cette aptitude particulière des Aïssaouya à supporter sans danger tant d'épreuves que n'affronterait pas impunément un homme dans ses conditions normales.

Je crois aussi qu'il faut un puissant degré de dépravation dans la sensibilité naturelle, pour acquérir l'invulnérabilité, comme je l'ai constaté; et la faculté d'anéantir les différentes fonctions organiques, au point de faire naître une activité monstrueuse de certains instincts dégradés, la tolérance la plus incroyable dans les plus atroces douleurs, et la plus surprenante agilité de mouvements dans leurs exercices particuliers.

Commençons donc par examiner de quelle manière l'action puissante de la musique peut conduire à d'aussi étranges phénomènes.

De la Musique.

Quant à l'action de la musique sur l'économie animale, tout le monde sait qu'une harmonie vive et bruyante excite en général la joie et l'animation, au point de rendre plus prompt et plus fort le battement du pouls, par suite d'un plus grand développement du fluide qui active jusqu'à la plus petite particule du système fibro-musculaire; le sujet placé, sous cette influence vivifiante, semble acquérir une plus grande aptitude à recevoir les impressions des plus légers stimulants physiques ou moraux ; les impressions sont bien plus marquées alors que celles qu'on éprouve dans les conditions ordinaires. Telle est l'opinion bien connue de ceux qui ont le mieux étudié les phénomènes naturels, et, en particulier, celle du célèbre docteur Mead (1).

On sait que les mouvements volontaires naissent de l'excitation nerveuse produite sur les fibres musculaires, par l'action naturelle de la volonté; je crois donc que si l'excitation nerveuse est produite par une incitation volontaire, elle pourra l'être aussi par les impulsions extérieures d'un autre fluide élastique quelconque, comme par exemple l'air mis en mouvement par les sons, qui forment précisément les vibrations de ce fluide; on peut supposer aussi que ces sons gradués, de différentes formes, peuvent stimuler le système nerveux, de la même manière que la volonté, et, par conséquent, produire les mêmes effets. Je me souviens, à l'appui de cette hypothèse, de l'observation de Scaliger sur un individu, gascon de naissance, qui perdait, au son de la cornemuse, la faculté de retenir ses urines; tandis qu'ordinairement elles ne sont expulsées que par la contraction volontaire des muscles du système urinaire. Donc le son de cet instrument, ou plutôt ses impressions sur le système nerveux, par le moyen des vibrations ondulées de l'air, faisaient naître des effets égaux à ceux qui d'ordinaire ne sont produits que par la volonté; tant est puissante l'action de la musique sur la machine humaine, qu'elle peut aussi se prêter à la guérison des individus piqués par la tarentule ou d'autres insectes et reptiles !

(1) Voyez *Traité des poisons.*

On rapporte, en outre, que les peuples anciens et particulièrement les Grecs, eurent recours à la musique, pour la guérison de presque toutes les maladies obstinées et rebelles aux plus saines indications thérapeutiques. GALIEN assure qu'ESCULAPE avait l'habitude de guérir avec la musique les agitations violentes de l'esprit. PINDARE nous raconte des faits semblables, et THÉOPHRASTE (1) dit que la sciatique se guérissait par l'harmonie phrygienne. On se servait de la flûte, dont les sons vifs et animés jetaient ceux qui l'entendaient dans un degré de fureur et de manie, analogue à celui qu'atteignent nos Aïssaouya. CELIUS-AURELIANUS caractérisait les effets de la musique pour la guérison de la sciatique et d'autres affections nerveuses par ces mots *decantare loco dolentia*, et il assurait que la douleur s'apaisait par les tremblements et les palpitations que les vibrations de l'instrument excitaient sur la partie malade. AULU-GELLE, enfin, non seulement parle de cette manière de guérir les névralgies, mais il ajoute que, d'après les observations de THÉOPHRASTE, le son de la flûte, bien exécuté, pouvait aussi guérir les piqures toujours douloureuses et souvent mortelles de la vipère.

Depuis les temps les plus reculés jusqu'à nous, les praticiens ont toujours constaté les excellents effets de la musique sur les désordres de l'esprit, les épilepsies et les névralgies en général. Les anciens avaient tellement confiance dans sa bienfaisante action, contre toute espèce de maladie, qu'au dire d'APPOLLONIUS, de DÉMOCRITE et de THALÈS, elle était même efficace contre la peste.

Qui ne connait la foudroyante impression que produit sur les Suisses le chant national, le *Ranz des vaches*, formellement défendu par les magistrats à cause de ses effets? Qui donc ignore les puissants effets produits sur l'esprit des patriotes français par le chant de la *Marseillaise?*

(1) *De l'Enthousiasme.*

Par tout ce qui précède, on peut se rendre compte de l'influence qu'exerce la musique sur le mode naturel de sentir et d'agir du système nerveux, qu'elle peut bouleverser. J'ai dû en tenir compte, à propos des transports où tombent les sectateurs de Ben-Aïssa précisément lorsqu'ils sont sous l'influence de la musique vocale et instrumentale.

Du Mouvement.

Pour ce qui concerne le mouvement, on ne peut nier les prodigieux effets d'un mouvement plus ou moins prolongé sur l'économie animale ; aussi les praticiens les plus distingués, et les auteurs les plus accrédités qui ont eu à s'occuper d'hygiène publique, ont-ils recommandé avec force, de ne pas négliger les exercices gymnastiques, les considérant comme partie essentielle du développement physique, non moins que comme un véritable moyen curatif dans une infinité d'affections chroniques.

En effet, le mouvement, en augmentant la circulation du sang, donne inévitablement lieu à une utile et abondante sécrétion d'une quantité de matières impures, nuisibles au bien être de la machine humaine ; grâce à l'action qu'exercent les uns sur les autres les différents systèmes de nos organes, un mouvement continuel ne peut que faciliter leur équilibre salutaire et bienfaisant, d'où nait l'harmonie des parties constituant cet équilibre, non moins que la distribution régulière du fluide vital dans ces parties. Si, au contraire, on développe ce mouvement avec exhubérance, sans règle et sans frein, il n'engendrera que des désordres: dépassant la limite qu'on peut juger utile à la santé, il ne pourra qu'entrainer des changements dans les fonctions, des excitations nerveuses anormales, des épirrhées, des stases, et enfin autant d'espèces de crétopathies que l'esprit peut compter ; telles sont les conséquences des courses précipitées et prolongées, ou d'une danse fatigante et incessante. De plus, cette exaltation morbifique et cette détérioration de la sensibilité normale, deviennent plus importantes lorsqu'à un mouvement irrégulier se joint l'excitation de la musique; c'est ce qui arrive aux Aïssaouya dans le moment de leurs exercices insensés.

Du Contact.

Enfin, en ce qui concerne le contact, je ferai observer que lorsque une machine humaine est placée sans intermédiaire avec une autre, et que toutes les deux sont en état d'exaltation, soit par l'effet de la musique et des chants, soit par les mouvements prolongés et furibonds du corps, il s'infiltre et s'équilibre dans chacune d'elles par la brusque augmentation de la circulation vitale, un degré commun de calorique et de fluide magnétique animal surabondant, qui, réagissant l'un sur l'autre, se développent avec excès et modifient uniformément les deux machines.

De ces causes doit naître, ce me semble, une aptitude, une disposition à l'élévation extraordinaire de la sensibilité nerveuse des individus ; de là encore la détérioration violente de cette sensibilité des divers systèmes organiques, et cette étrange faculté de s'introduire impunément des substances nuisibles dans l'estomac, dans la peau et dans diverses autres parties du corps ; de là, enfin, doit dériver cette surprenante agilité que quelques Aïssaouya possèdent, et l'inconcevable clairvoyance qu'ils montrent au moment de leur ivresse. Il faut considérer ensuite qu'aux énergiques éléments que j'ai examinés, s'ajoute l'action non moins forte du fanatisme religieux, si puissant sur l'esprit de presque tous les Musulmans, ainsi que celle résultant de l'émulation qui surgit entre eux du désir qui porte chacun d'eux à se distinguer et à surpasser ses compagnons en présence des chefs et des assistants.

Après avoir examiné successivement l'action de chacun de ces mobiles qui, d'après la constitution des Aïssaouya, provoquent des effets surprenants, voici l'inévitable conséquence qui en ressort : c'est que leurs excès, lorsqu'ils sont réunis en troupe, doivent exercer une action puissante sur l'organisation du spectateur et produire une véritable fascination : les causes qui précèdent en sont une explication bien plus satisfaisante que ce que pense le vulgaire, en attribuant tous ces faits étonnants à des entités surnaturelles que sa superstition seule enfante.

Après tout, si l'on étudie les anomalies étranges, les perturbations de toute nature, les phénomènes inexplicables, déjà constatés dans les annales de la médecine, on se convaincra bien mieux de la force de mes raisons pour l'explication des phénomènes dont je m'occupe.

Il nous serait facile d'en citer d'analogues : bornons-nous aux suivants : Roncalli Paolini, de Brescia, raconte dans un intéressant mémoire, publié en 1740, un fait arrivé de son temps et qui tenait du merveilleux : une nonne de la noble famille des Mertinengo, inspirée par le plus violent fanatisme religieux, se planta dans diverses parties du corps une quantité d'épingles aigues, et spécialement autour de la tête, voulant imiter ainsi la couronne du Rédempteur. Dès lors, cette malheureuse femme fut sans cesse tourmentée de maladies inconnues, qui ne furent dévoilées qu'à l'autopsie du corps, parce qu'elle cherchait constamment à cacher les véritables causes des peines corporelles qui résultaient de son martyre.

Hippocrate cite dans ses œuvres l'extraction qu'il fit d'une flèche qui était entrée dans l'aine d'un soldat, dont la blessure remontait à six ans : les parties qui entouraient la flèche n'étaient point altérées, tant la nature sait protéger avec amour notre fragile organisation, comme elle le montre en faveur des Aïssaouya.

J'ai vu, en présence d'honorables collègues, quelque: clous avalés par des Aïssaouya, rester longtemps dans l'in testin grêle, jusqu'au moment où ils furent tirés par l; main d'un habile chirurgien, le malheureux docteur CALLIMANO, mort assassiné après être devenu fou. Un de ces clous avait perforé l'intestin, le péritoine, l'épiploon pour parvenir avec la pointe à la région ombilicale, où il s'étai arrêté par suite de la plus grande largeur du corps. Il arrive, au contraire, au plus grand nombre des Aïssaouya, qu les clous avalés restent un certain temps dans l'estomac s'y oxident par l'action chimique vitale, et, ainsi décomposés, passent librement. Cette supposition ne doit pas sur prendre, si l'on a égard aux incroyables doses de différente préparations ferrugineuses et particulièrement de carbonat de fer, administrées par quelques médecins modernes, e spécialement par les Anglais.

VALLISNIERI parle aussi d'une femme, folle d'amour, qu avait avalé un étui de verre plein d'aiguilles; elles lui furen extraites de la peau dans la région du cou, sans avoi produit aucune lésion dans leur trajet de l'estomac à c point. Il faut bien observer que non seulement les aiguille dans leur ascension des viscères, ne produisirent aucun blessure, mais encore que le verre qui s'était rompu pou donner passage aux aiguilles, ne causa point d'accidents l long du tube gastro-entérique. Cette observation peut démontrer jusqu'à quel point la bénignité de la nature peu venir en aide à nos frénétiques Aïssaouya qui mâchent e avalent du verre comme du sucre confit.

Bernard SUERO, dans son traité *de Inspectione vulnerum*, parle d'individus qui avaient avalé des couteaux sans danger.

SENNERTE relate le fait d'un Bohémien qui avala un fer tranchant long de neuf pouces. Le docteur Antoine

SCHINARDI (1) rapporte que pendant qu'il était encore interne au grand hôpital de Milan, en 1828, il a vu dans la salle du chirurgien principal B. GNECCHI, une paysanne assez gentille et bien nourrie, ayant la peau toute garnie d'aiguilles, qui sortaient à fleur de chair, par les mouvements musculaires, et que l'on put extraire sans douleur; quoi que le savant que je cite n'ait pas indiqué par quelle voie les aiguilles étaient entrées, il est raisonnable de supposer qu'elles étaient venues de l'estomac, parce qu'il n'aurait pas manqué de mentionner, s'il y avait eu lieu, la première phase du martyre, qui aurait été celle de leur introduction par la peau. J'ai extrait du côté gauche d'un enfant de cinq ans, une aiguille assez longue et assez grosse qui s'était entièrement fixée dans la région splénique, deux mois auparavant. Le docteur Léonard DE CLOCHE s'étend aussi avec détail sur la narration intéressante d'une infirmité extraordinaire survenue à la jeune Marie-Dominique-Lazare de FIEMME (2), prise d'une véritable extase religieuse; cette fille présentait une foule de phénomènes bizarres et étranges, et en particulier une circonstance qui frappait de stupeur ceux qui l'observaient: c'était un suintement sanguin, abondant et spontané, de plusieurs trous placés sur le front et sur les doigts, tous les vendredis, à l'heure où elle croyait que le Seigneur avait été crucifié.

On cite encore une autre jeune paysanne qui, dans son état normal, paraissait ignorer tout langage autre que l'idiôme natal, et qui parlait grec et latin dans les moments où elle était tourmentée par de longues et fortes attaques d'épilepsie. Enfin, on assure qu'une autre jeune personne, dans le même état de maladie, improvisait des vers.

(1) *Discours sur la Biographie des médecins illustres de Brescia.*

(2) *Annali universali di medicina dell' Omodei.* Vol. 81.

Je pourrais, mon cher collègue, vous citer encore, nombre de faits semblables aux précédents à l'appui des idées que j'ai émises touchant une explication rationnelle du degré d'invulnérabilité que l'homme peut acquérir, lorsque par de forts stimulants et des causes diverses, il se plonge dans un état monstrueux d'exaltation nerveuse, d'où naît l'excès du désordre dans les fonctions organiques. Mais je me réserve d'y insister plus fortement encore quand je parlerai des maladies dites *diaboliques*.

LETTRE CINQUIÈME.

Des maladies syphilitiques, de l'influence du climat sur leur aspect et leur marche, et d'une méthode particulière des empiriques indigènes pour les traiter.

Dans mes précédentes lettres, j'ai parlé, d'une manière générale, de quelques particularités distinctes relatives à la marche des phénomènes morbides des maladies vénériennes et à la variété des formes, sous lesquelles se présente cette meurtrière affection ; je vais maintenant m'étendre sur les résultats surprenants obtenus, non seulement par le moyen des soins radicaux savamment appliqués, mais encore à l'aide d'une méthode empirique particulière, non pas toujours préférée, mais très-souvent pratiquée par nos indigènes. Voici en quoi consiste cette méthode :

1° Laisser le mal se développer sans obstacle pendant longtemps.

2° Faire usage de substances excitantes, telles que le gingembre, le thym, le romarin, unis au miel, pendant quarante jours consécutifs, atténués de temps en temps par un purgatif de bile de bœuf pris dans le moment où l'on abat l'animal.

3° Faire un usage quotidien, pendant quarante autres jours, d'un mélange de deux drachmes de feuilles de *honna* (1) unies avec du miel.

4° Prendre chaque jour un bain de vapeur.

(1) L'*Awsonia iverne*, arbrisseau de l'Octandrie monoginie, genre de calycanthèmes, célèbre en Asie et en Afrique par l'usage que les femmes font de ses feuilles pour teindre en rouge obscur les ongles et les doigts, embellissement d'un grand prix pour ce sexe.

5° Enfin boire une tisane dépurative de salsepareille, de gaïac, de sassafras et de feuilles de séné, pendant quarante autres jours.

Reconnaissant combien est puissante l'influence des climats sur le grand nombre des principes morbifiques, influence qui produit l'inégalité des résultats constatée par quelques observateurs, je chercherai, autant que mes forces me le permettront, en alliant toujours les observations pratiques au raisonnement, à démontrer combien on doit tenir compte de cet élément fondamental.

Suivant l'opinion d'un grand nombre de savants, la maladie vénérienne nous aurait été apportée de l'Arabie, car elle régnait dans ce pays, particulièrement chez les nègres, de temps immémorial. Cependant nous avons de bonnes raisons de croire que les autres contrées n'en furent pas absolument exemptes. Elle apparaissait souvent sous la forme d'affreuses et contagieuses infirmités aux parties génitales. On a remarqué, en outre, qu'en se transmettant d'une population à une autre, elle présentait des caractères particuliers suivant la différence du climat, mais sans que cette différence pût changer sa nature première ; même on n'a pas vu réellement se transformer mais seulement se modifier suivant l'influence du climat, la nature de tous les principes contagieux qui jusqu'à nos jours ont désolé l'humanité : il est vrai que s'ils gardent leur terrible propriété d'engendrer des maladies toujours identiques au fond, cependant pour ce qui concerne leur forme et leur degré d'intensité, ils sont puissamment modifiés par l'action des différents climats. Si l'on veut réunir à propos de l'influence du climat sur les formes morbifiques, les belles observations de Baglivi, de Virey, de Thiérry, de Lusseriaga, de Romarino, de Polidori et des autres sommités de l'art, il ne sera plus possible aujourd'hui de nier cette influence. Ecoutons Polidori : « qui pourra nier, s'écrie-t-il, que

« dans le chaos atmosphérique, ne puissent se soulever, « se déverser et se fixer les nombreux principes mor- « bifiques, avec des actions différentes sur l'organisation « suivant les diverses régions ; et de là, qui excluera « leur combinaison, leur décomposition, leur changement « de proportions, leurs mystères, leur aptitude particu- « lière à agir tout d'abord sur la lymphe et sur le sang par « le moyen de l'absorption? (1) » Les infirmités endémiques si variées, les aspects si dissemblables que présentent dans divers lieux les innombrables formes morbifiques ne fournissent-ils pas une preuve irréfragable de la vérité de cette observation ? « Le climat, dit le Pr. TOMMASI (2), a sa raison « d'être en soi même, et les agents extérieurs opèrent sur « lui ; mais les effets qui en sont la conséquence dépendent « de la manière suivant laquelle l'organisme a ressenti leur « action. »

Le professeur ROMARINO aussi nous prête son appui : « De « la même manière que fut tracée par HUMBOLDT la géogra- « phie botanique, Léon LUDW. FINKE a tracé une géographie « générale de médecine pratique pour tout le genre humain. « Tout continent, tout climat distinct a quelque maladie qui « domine, et lorsque les germes de maladies d'un certain « climat se répètent dans un climat analogue et dans une « position géographique, très-éloignée l'une de l'autre, vous « pourrez dire que ces formes morbifiques suivent sur les « cartes géographiques des lignes invariables qui pourraient « bien se nommer lignes isopathogénétiques, de même que « l'on nomme lignes isothermiques celles qui indiquent l'exis- « tence de la même température dans les régions du globe « les plus éloignées. » En énumérant historiquement quelques unes des principales causes endémiques existant dans les

(1) Pierre-Louis-Eustache POLIDORI. — *Des vices des fluides.*

(2) *Esprit de la médecine moderne.*

parties distinctes des différents continents, on prouve par le fait l'influence exclusive, presque inexplicable que possèdent les différentes positions géographiques et les divers climats sur leur production. Ajoutons donc une foi entière à ce qui a été répété sagement par tant de savants, à l'exemple d'HIPPOCRATE, dans son traité *de aere, de aquis et locis*.

De leur côté, les écrivains modernes attestent que non seulement les maladies endémiques, mais encore les maladies contagieuses et virulentes sont souvent considérablement altérées par l'influence des climats « En général, « dit VIREY (1), chaque nature de territoire modifie la « constitution humaine, la prédispose à un ou plusieurs « genres de maladies, ou la délivre quelquefois des mala- « dies d'un genre opposé. » Par exemple, sous l'influence de notre climat, j'ai constamment remarqué qu'indépendamment de la surprenante célérité avec laquelle se propage la syphilis par le contact des organes de la volupté, elle se communique encore plus facilement à celui qui cohabite simplement avec des individus déjà infectés ; j'ai eu lieu de recueillir de nombreuses preuves de ce fait, et de me convaincre que je ne m'étais pas trompé. Il est encore certain que nous voyons souvent la syphilis se communiquer à des individus sains, s'ils usent des ustensiles des malades infectés, ou s'ils négligent les précautions nécessaires lorsqu'on leur offre la pipe selon l'usage des indigènes, ou la tasse contenant l'inévitable café. Une autre puissante cause d'expansion de la syphilis est aussi le mélange des tasses dans lesquelles ils versent les liqueurs enivrantes, lorsqu'ils se réunissent pour de bruyantes orgies. Ce mal se propage aussi avec facilité dans les bains de vapeur, lorsque les employés par une inattention coupable, par négligence, recouvrent les individus sains avec

(1) *Histoire naturelle du genre humain*. Tome 2, p. 358.

des linges pénétrés du virus, après s'en être servis pour des malades vénériens; et plus encore lorsque après avoir frictionné des individus infectés, ils frottent les corps d'autres individus, avec ces sacs de rude tissu dont j'ai parlé à l'article des bains.

Une autre particularité remarquable, c'est l'apparition, dans presque tous les cas de syphilis, de fortes ulcérations, qui sont d'un aspect plus mauvais, et qui ont des suites plus funestes que celles qu'on observe dans les autres climats. En effet, les ulcères qui se présentent sur toute la périphérie du corps, dans le gosier, dans les narines, sur la langue et sur les lèvres, sur la partie chevelue de la tête, les sourcils et le menton, déforment à un tel point, et avec une si désastreuse énergie, nos malades, qu'ils les rendent méconnaissables; ravages d'autant plus prompts que ces accidents sont suivis de graves souffrances, de tristesse et d'autres tourments, après lesquels on peut répéter le dicton : *O miseri, quorum gaudia crimen habent.*

Tel est le développement de cette maladie suivie, en outre, d'une continuelle apparence d'excitation fébrile d'atroces douleurs ostéocopes, d'insomnie et d'un grand nombre d'autres accidents tellement graves, que si l'art n'inspirait pas dans ces extrémités l'idée d'un salutaire et convenable traitement, les patients se verraient pour le moins mutilés de quelques parties du corps, lors même qu'ils parviendraient à guérir par la seule force de la nature, ou ils périraient après d'atroces souffrances.

La description que je ferai, dans mes lettres suivantes, d'un certain nombre de faits particuliers, parviendra, je crois, à vous convaincre encore plus de la véracité des idées exposées.

D'un autre côté, je me plais à noter, parmi les observations générales, que souvent j'ai vu tout mal disparaître, pour ainsi dire, en dépit des règles de l'art, sur des individus imbus des préjugés invétérés, qui refusaient de se soumettre à aucune espèce de traitement médical, même à celui de l'empirisme, dominés qu'ils étaient par l'idée fataliste de laisser un libre cours au principe homicide.

La maladie vénérienne qui me semble la plus conforme à celle de Tunis, est celle dite *Falcadine*, qui est aussi une espèce de maladie syphilitique, ou une de ses variétés comme le *Scherlievo*; en effet, les maladies de la Tunisie, comme la Falcadine, ne se communiquent pas seulement par le contact des parties génitales infectées, ou par celui de l'allaitement, mais par le contact immédiat de peau à peau, par l'usage des mêmes ustensiles, habits, ou causes semblables. Les individus qui en sont affectés présentent, comme ceux atteints de la Falcadine, des marques, des taches, des croûtes, des pustules, des tubercules, des herpes de différentes espèces dans les parties chevelues de la tête, ou sur quelque autre partie du corps, des excroissances et des ulcères dans la bouche, aux narines, au gosier, aux oreilles, souvent avec une carie des os du palais ou du nez, des exostoses aux différentes extrémités, des engorgements éléphantiasiques des jambes et du scrotum, des ulcères aux parties génitales, crêtes, écoulement, etc.

Dans l'année 1790, cette maladie s'introduisit dans Falcade, par une certaine Dominique STRINI, femme de mauvaise vie, et, après plusieurs années, la maladie se propagea et affligea la population de ce territoire (1). Ainsi peut être dans les temps que les barbares corsaires infestaient nos mers, la foule d'esclaves de toutes les nations de l'Europe qu'ils ramenaient, apportèrent avec eux cette maladie et la propagèrent, trouvant dans notre climat des éléments particuliers qui en favorisaient l'expansion.

A l'appui de mon idée sur l'origine de cette catégorie de maladies dans nos contrées, voici un fait à alléguer : ce n'est

(1) Voir Gius. VALLENSASCO. *Traité pathologique, chimique, sur les maladies particulières des mineurs d'Agorda*.

qu'à cette époque là, que se répandit cette contagion, et premièrement parmi les familles musulmanes qui avaient le droit de posséder des esclaves, tandis que les Israélites qui n'avaient pas ce droit n'en furent pas affectés. Outre ces remarquables et différents effets que j'ai énumerés concernant le degré de l'action morbifique de l'élément vénérien, vérité qui ne peut se mettre en doute, il faut noter que ce n'est pas dans toutes les régions, par exemple, qu'il est apte à produire fréquemment, comme chez nous, l'affreuse dégénération de l'*Eléphantiasis*.

Nous devons encore prendre en considération les différentes marches des résultats curatifs et le choix du moment opportun pour entreprendre un traitement médical quelconque. Dans les premières années de ma pratique à Tunis, guidé seulement par les théories de l'école, je m'inspirai de la thérapeutique que je croyais la plus efficace pour combattre le mal dès sa naissance et empêcher ainsi ses funestes progrès et ses plus tristes conséquences.

Mais quelle ne fut point ma surprise, lorsque j'observais qu'en dépit des enseignements théoriques et pratiques les plus accredités, après avoir obtenu de légères améliorations, quelquefois même l'apparence d'une entière guérison, je voyais bientôt reparaitre tout le mal, avec un aspect encore plus alarmant, sans même que la cause qui l'avait engendré se fût renouvelée. J'avouerai que je fus grandement frappé de ces résultats, dont mon esprit n'arrivait pas à comprendre la raison. J'aurai donc manqué aux devoirs qu'impose la science, si je ne m'étais pas, depuis ce temps, livré à la recherche étiologique des opinions et des tendances des indigènes qui veulent toujours, comme je l'ai dit, retarder le moment d'entreprendre une cure quelconque; je me convainquis que ces idées tiraient leur origine de quelques observations semblables à celles que je faisais si souvent; d'ailleurs, les préjugés vulgaires ne sont pas dénués de quelque fondement de vérité, et sont quelquefois l'expression de faits qui ont laissé une profonde impression dans l'esprit des hommes et que le temps n'a pu effacer (1).

Voici ces idées :

1° On ne doit pas entreprendre la cure des maladies syphilitiques primaires, secondaires et tertiaires, avant qu'il ne se soit écoulé un long espace de temps depuis leur apparition ;

2° Il faut chercher, avant tout, à les dominer par les substances sudorifiques, excitantes ;

3° En conséquence, il est nécessaire de repousser toute méthode qui puisse les faire avorter.

A l'aide de ces principes empiriques, non seulement j'ai vu plusieurs fois guérir parfaitement les malades, mais encore je leur ai vu perdre toute aptitude à se ressentir de la même infirmité.

Dans les premiers temps de ma pratique, je ne manquai pas de faire part de mes observations à d'honorables collègues, et j'étais bien aise de voir qu'elles étaient également constatées par eux. Afin de perfectionner ce travail pratique, je m'associais toujours avec un ami très savant, le docteur Gassier, médecin français, qui exerçait à Tunis, en 1839 et 1840; et il était tellement convaincu de la vérité de ces observations, qu'il avait désiré que dès cette époque je les rendisse publiques, dans l'intérêt des médecins de Tunis.

Parmi les individus parfaitement guéris par les effets de la méthode tunisienne, on comptait alors plusieurs personnages de notre cour. L'esprit de nos praticiens en fut tellement frappé, que, quelques années après, le docteur Castelnuovo, actuellement résidant en Egypte, écrivait à ce sujet: « L'opinion générale ici est que les maladies vénériennes

(1) Le docteur A. Quaglino.

» n'acquièrent pas de gravité, quand bien même on ne les
» combattrait pas dans le principe ; et que, pour les trai-
» ter, il faut des médicaments très excitants, pour les
» faire sortir, comme ils disent, à la surface du corps, à
» l'aide de substances aromatiques, d'aliments échauffants,
» de boissons spiritueuses, etc., etc.»

« Ces absurdes pratiques introduites par les empiriques,
» sont si profondément enracinées parmi les indigènes des
» pays chauds, qu'ils sont persuadés que, si un individu
» affecté de la syphilis se guérissait autrement que par la
» manière sus-indiquée, il en résulterait sa perte certaine.»

« La conséquence de cette grave erreur est que les ma-
» ladies vénériennes, abandonnées à elles-mêmes, subissent
» dans ces régions par leur progression spontanée, de telles
» métamorphoses, qu'au premier examen elles restent obs-
» cures pour le médecin nouveau qui vient dans ce pays.» (1)

J'ajouterai à l'appui de ma thèse, que, après avoir clairement démontré combien est puissante l'action du climat sur les divers éléments morbifiques, non pas en modifiant essentiellement leur nature parce qu'elle est toujours identique à elle-même, mais seulement en changeant le mode d'action de chacune sur l'économie animale, il ne me reste plus qu'à tenter, autant que possible, de donner précisément à ces observations empiriques, une forme plus concordante avec la raison médicale, et d'essayer une explication logique de leur valeur.

De la raison scientifique de l'utilité que procure parfois la méthode curative empirique des indigènes.

S'il est incontestable que tout principe contagieux, tout virus de nature vénérienne agit d'ordinaire avec des effets différents sur le corps humain, suivant l'âge, le sexe, les

(1) *Pensées sur l'Eléphantiasis du* scrotum.

coutumes, le tempérament des individus, les mœurs et la manière de vivre des différents peuples, il est facile de se convaincre que ce principe vénérien, agissant sous l'influence du climat qui modifie tant les constitutions individuelles, peut, une fois absorbé et mis en circulation, produire tour à tour des effets minimes et presque imperceptibles, ou bien se développer, entrer en fermentation et se déposer sur la surface du corps, en donnant lieu à de graves accidents, et qu'il puisse encore par son mécanisme et son action stimulante, rendre la peau apte à reproduire en grand nombre ces mêmes formes pustuleuses et ces ulcérations, si semblables en tout point à celles qui se sont présentées après le contact impur.

Ceux qui professent des théories contraires à celles-là, plutôt que d'expliquer ainsi cette irradiation morbifique pustuleuse, veulent, au contraire, que l'infection dérive d'une disposition morbifique particulière, par laquelle les parties solides seules acquièrent une aptitude à la répétition du mouvement morbifique, qui, en premier lieu, développait les ulcérations caractéristiques, et cela sans le concours de l'absorption simultanée et réciproque qui a lieu par le moyen de la circulation, et de son dépôt sur les divers points du corps de nouvelles particules infectantes. A ce propos, je me rappelle encore le raisonnement du savant professeur Charles Pigli, proclamant du haut de sa chaire, « que la syphilis, à l'exemple des autres contagions, ne se développe pas, par le passage matériel du virus vénérien ou d'autres matières contagieuses dans toutes les parties où elle se manifeste, mais seulement par l'aptitude que ces parties acquièrent de répéter le même mouvement altérant la fibre, mouvement qui pour la première fois naît après le contact de la particule virulente, absorbée seulement dans ce point de contact. En effet, comment serait-il possible qu'une partie aussi imperceptible, altérée, pût infecter toute la machine sans s'altérer ou s'épuiser en donnant lieu à des phénomènes morbifiques si grands et si compliqués? Comment donc, d'un autre côté, un amas de virus vénérien, qui s'épanche et s'écarte, dans la syphilis constitutionnelle, serait-il nuisible à l'organisme entier, quand au contraire il le soulage, ainsi que l'assure le judicieux docteur SPIRINO (1) et que, nous aussi, nous pouvons le confirmer d'après ce que nous constatons si souvent dans la pratique? Et si l'ulcère naît seulement par l'absorption du virus, et que cette quantité de virus absorbé soit une fois rejetée, la maladie ne devra-t-elle pas cesser immédiatement ou du moins se localiser? Nous voyons, au contraire, que les ulcères vénériens ont une longue durée, et qu'ils fournissent sans cesse un pus apte à continuer l'infection, raison suffisante pour faire supposer que dans les parties lésées, par la force d'une fonction morbifique particulière, il se forme et s'élabore un matériel infectant toujours homogène à celui qui fut absorbé, et qu'ainsi ce genre d'accidents crétopathiques, peut naître d'une action particulière exercée sur d'autres points, sans le concours d'une nouvelle absorption.

Le principe syphilitique a une tendance particulière à produire ses tristes effets sur la peau, les membranes muqueuses, le système lymphatique glanduleux; mais si par accident il vient à réagir de la périphérie dans les parties internes, il semble qu'il acquière la faculté de se fixer sur le périoste, sur les membranes intérieures qui tapissent les condyles des grands os, qui sont ceux des articulations, accidents qui donnent naissance aux caries, aux exostoses et aux douleurs ostéocopes.

Or, nous voyons bien souvent que si l'on veut à la première apparence de la syphilis employer un traitement

(1) *Mémoire à l'Académie de médecine de Turin.*

composé de substances médicinales très fortes, et qui fassent avorter la maladie, elle devient au contraire tenace et rebelle. Cela paraît démontrer que la nature bienfaisante semble vouloir contrarier l'action énergique de ces substances, pour laisser place à un complet développement du mal, développement qui devient ensuite salutaire; car il chasse toutes les matières infectées, qui, par l'effet des dispositions morbifiques des parties, se sont élaborées jusqu'à complète saturation; ce développement du mal tend donc à procurer au malade une certaine et constante guérison. Un tel fait vient évidemment à l'appui de la récente théorie syphilitique, dont se sont occupés depuis quelque temps les hommes les plus savants, et il corrobore ce qui a été enseigné sur la force médicatrice de la nature par GALIEN, dans son livre d'or, « *De Sympt. Causis* »; par TOMMASINI, dans son mémoire relatif à un sujet analogue; par PUCCINOTTI, dans ses travaux sur les maladies nerveuses; par GIACOMINI, dans son traité physiologique expérimental des secours thérapeutiques, etc., etc.

Si la nature tend à cette complète saturation (faites moi cette concession), on pourra bien administrer alors toutes les tisanes ou sirops dépuratifs, prescrire un genre quelconque de bains, donner des remèdes mercuriels des acides minéraux, comme cela se pratiquait anciennement, et l'on verra, malgré tout cela, le mal toujours progresser avec violence ou tenacité, jusqu'à ce que, au bout d'un certain temps, le principe vénérien soit expulsé, ou, pour mieux dire, jusqu'à ce qu'on soit arrivé à faire cesser la tendance à la reproduction du même principe délétère. Cette prédisposition étant vaincue, on verrait, par la seule assistance de la nature et sans le secours d'aucune thérapeutique, disparaître en entier tous les accidents, et se remettre dans l'ordre physiologique toutes les fonctions organiques. Je crois donc que c'est à la suite de nombreux faits semblables, attentivement observés, que nos indigènes ont été conduits à établir les principes que j'ai indiqués et qui consistent essentiellement à attendre un long espace de temps avant de se soumettre à quelque traitement que ce soit.

Plusieurs de ces importantes observations trouveront place dans mes lettres subséquentes, parce que le plan que j'ai formé exige que pour le moment je développe, sans m'interrompre, un certain nombre d'idées générales sur le sujet qui m'occupe. Cependant il me faut, avant l'exposition de ces idées, vous dire que j'ai vu beaucoup de malades guérir parfaitement en suivant cette méthode, tandis que d'autres, au contraire, éprouvaient de tristes ou graves accidents, d'affreuses difformités, par l'ulcération progressive de certaines parties sur des organes importants. Ainsi, les maximes utiles peuvent devenir dangereuses par suite de l'obstination de ceux qui veulent juger même les matières les plus étrangères à leurs lumières propres.

Il arrive encore assez souvent que ce principe morbifique n'a pas d'abord, par lui-même, ou par suite de certaines circonstances individuelles qui en entravent le développement, toute sa puissance délétère, car on sait que les pustules et les ulcérations peuvent se multiplier à l'infini ; il en résulte que ce principe se maintient ainsi à l'état latent jusqu'à ce qu'il survienne de nouvelles causes incitatives, ou une plus grande disposition dans le sujet malade à ressentir ces effets. D'autre part, il est encore possible que l'action de la nature, destinée à être la sauvegarde de notre machine, ne soit pas assez puissante pour l'irruption du mal.

Ces faits peuvent gravement induire en erreur les savants, et les porter, s'ils s'y fiaient sans réserve, à supposer une cessation totale du mal. Mais qu'elle sera leur douloureuse surprise, lorsque sous l'action de principes inconnus, le mal viendra à reparaitre, lorsqu'ils verront renaître ce feu qu'ils croyaient éteint, et la maladie se présenter avec d'effrayants caractères ? Alors, quelques lésions ou blessures accidentelles se transformeront en plaies syphilitiques marquées par des caractères distincts. C'est par de te moyens que la nature travaille à expulser ce principe laten pour le bien du malade et pour le sauver des fatales cons quences, qu'il ne pouvait raisonnablement prévoir.

Parmi mes nombreuses observations, j'en invoquerai u que j'avais notée tout particulièrement et qui était relati à un personnage affecté de syphilis constitutionnelle; il ava été, dès le commencement de cette maladie, soumis par u habile médecin à l'action des moyens dits d'avortement, à un traitement dépuratif, pendant quatre mois; il se croya arrivé à parfaite guérison, lorsque, après l'application d'u grand nombre de sangsues, par suite d'une forte irritatio qui s'était présentée aux glandes inguinales, tous les acc dents de la maladie reparurent avec une nombreuse sui d'ulcères malins; toutes ces plaies après avoir suppu abondamment, pendant un certain temps, non seuleme guérirent sans laisser la moindre trace, mais encore dél vrèrent le malade de toute prédisposition au renouvell ment de cette infirmité.

Un grand nombre de médecins, bons praticiens observateurs des maladies syphilitiques, guidés sans dou par de semblables faits, ont conseillé de n'appliquer aucu caustique, et de rejeter surtout le nitrate d'argent, quan il s'agit des premiers ulcères qui apparaissent, parce qu bien souvent on constate à la suite des cautérisations, l'ap parition nouvelle de très-graves et très-tenaces affectio syphilitiques; j'ai nommé le nitrate d'argent, parce qu'il été préconisé comme un remède prompt et efficace au se vice de la méthode d'avortement.

D'autres, au contraire, ont soutenu qu'il ne fallait pa perdre de temps pour l'application de ce caustique, afi d'empêcher l'absorption du virus; tel est l'avis des plu éminents syphilographes de l'époque, RICORD, GAMBERINI, GALLIGO, THIRY, CULLERIER, etc., etc. Mais, à l'appui de mes idées, je puis invoquer le savant docteur BROUSSONNET, l'un des praticiens qui se fondèrent sur des observations de ce genre, pour poser en principe qu'il fallait attendre un certain temps avant de soumettre les malades atteints de syphilis constitutionnelle à une cure active (1), et avec d'autant plus d'autorité que souvent tout mal disparaît de lui-même par la présence de quelque tumeur ou ulcère syphilitique, sur des points éloignés, se plaçant ainsi comme des formes exutoires salutaires pour l'expulsion de l'élément morbifique.

Le docteur RESSÉGUIER, il est vrai, reproduisant l'opinion du docteur BROUSSONNET, prétend que nous ne sommes plus au temps où l'on croyait nécessaire de maintenir la suppuration d'une plaie envenimée ou des bubons à la seule fin de purger l'économie du principe syphilitique. Alors je demanderai, à mon tour, comment il serait possible que les règles médicales basées sur de nombreuses observations, dussent suivre les ondulations de la mode capricieuse des innovations théoriques, ou changer, afin de mieux s'adapter à un nouveau langage scientifique plus flatteur. Est-ce que depuis HIPPOCRATE jusqu'à nous, la méthode et le langage médical n'ont pas changé suivant les différentes intelligences, et suivant les diverses innovations dans les principes de pathologie générale, sans jamais atteindre, d'ailleurs, à ce but de perfection dernière et souveraine, rêvé par tant d'auteurs? et ce qui le prouve, c'est que jamais cette méthode et ce langage ne furent entièrement maintenus par leurs successeurs; les plus grandes et les plus petites connaissances que ces auteurs possèdent, n'ont jamais servi de règle pour établir ou rejeter un langage ou

(1) *Voir Gazette médicale de Montpellier, n. 1. 15 avril 1851.*

une nomenclature moderne, qui soient estimés comme l'auraient désiré quelques présomptueux de nos jours.

Une foule de vaillants médecins qui ne vivent que pour l'humanité et pour la science, qui sont la gloire et le lustre des différentes écoles d'Europe, devraient donc mettre sous le boisseau leur vaste savoir, parce que leur conviction les empêcheraient de proclamer qu'ils voulaient suivre le style moderne de la science, ou de dévier des observations acceptées.

Mais ce langage à la mode et ces principes éphémères, qui pour le moment s'accordent si bien avec cette théorie si vantée, ne seront-ils pas ensuite réformés par de futurs novateurs et même par leurs propres panégyristes? Parce que la raison humaine pénètre tous les jours de plus en plus dans les secrets de la nature; parce que de nouvelles découvertes surgissent tous les jours dans les différentes branches qui constituent la science, avons-nous le droit de nous éloigner des sources pures qui ont fait jaillir tous ces progrès? Pourquoi ne serait-il pas permis de joindre aux théories du jour les trésors des illustres savants des siècles passés, qui repandirent tant d'éclat sur notre art et qui s'en occupérent si sérieusement? Il n'y a pas de livre, si infime qu'il soit, disait Voltaire, duquel on ne puisse tirer quelque étincelle de savoir, qui ne puisse servir de guide, ou de ressource pour le raisonnement des idées, qu'elles soient ou non exposées dans le langage moderne. Donc, la manière différente d'exprimer une pensée quelconque, ne peut et ne doit pas être le criterium qui serve à apprécier le degré plus ou moins grand de capacité scientifique: elle marque seulement le degré de clarté où est arrivée l'expression des idées, tout au plus pourrait-on dire à celui qui ne se conforme pas au style de l'époque, qu'il manque de goût.

Toutes les fois que je vois un savant critiqué pour de semblables raisons, je comprends le peu de valeur de son antagoniste, et je juge, d'après les traits qu'il lance, combien est médiocre l'esprit et combien est faux le jugement de ceux qui, au lieu de s'attacher à ce qui intéresse le véritable progrès de la science, s'ingénient à obscurcir le savoir d'autrui, en s'écartant de ces maximes inattaquables, que naguère encore proclamait si hardiment en ces termes le docte Turchetti (1) : « le principal et unique mérite de « l'art médical est la circonspection, l'atténuation et la mi« tigation dans les maladies et leurs préservatifs ; pour y « atteindre il faut s'éloigner de la théorie qui nie les faits, « de la critique qui les altère, de la dialectique qui combat « l'expérience, et de l'analyse qui détruit sans édifier. »

Selon moi quand les faits de la médecine et ses observations sont exposés avec exactitude et avec ordre, nous pouvons en tirer de justes conséquences, de justes arguments et des ressources pour soutenir une théorie quelconque, que ces faits soient ou non exposés dans le langage moderne, pourvu qu'ils ne se résument pas dans une vide et fatigante narration empirique « attendu que les faits doivent se re« duire à leurs principes et se placer ainsi dans leurs di« verses relations, c'est-à-dire que l'art médical n'existe « que comme art d'induction, tiré de la comparaison et de « l'analyse des faits mêmes, et qu'il ne peut se considérer « comme le seul et immédiat effet de l'observation, car, « outre les résultats des observations et les tentatives de « l'art, il y a l'analyse et l'induction desquelles dépend l'art « lui-même (2). »

Quant aux sophistes de l'art et à ceux qui le déshonorent par le mensonge ou le charlatanisme, voici ce qu'en disait De Renzi (3) exposant les raisons qui faisaient que la

(1) *Sur la manière de prévenir le choléra.*

(2) Tommasini. *De la nécessité d'unir en médecine la philosophie à l'observation.*

(3) *Sur le choléra de Naples, en* 1854.

médecine n'obtenait pas de la société la considération dont elle était digne par la noblesse de son mandat : « Ce n'est « peut-être pas une injustice de la société entière, mais « c'est la faute des faiseurs de systèmes, des novateurs de « pratiques, des prometteurs de santé et de longue vie à « bon marché, qui répandent le doute sur l'utilité de la « médecine traditionnelle, et qui, en provoquant le mépris « de la science et de la probité, rendent les peuples mé- « fiants pour l'art et ingrats pour les artistes.

« Les véritables et estimables médecins, ajoute-t-il, sont « ceux qui professent la médecine classique et tradition- « nelle, qui se fonde en tous points sur la juste expérience « de la raison, ceux qui ne se sont point écartés de l'étoile « polaire d'HIPPOCRATE, et qui, en conservant soigneusement « l'héritage des enseignements de leurs prédécesseurs, ne « dévient pas dans d'impurs et ténébreux sentiers, mais « qui, fermes dans le poste que leur a assigné la Provi- « dence, accomplissent leur mandat sans plaintes et sans « crainte, quoiqu'ils soient assurés d'avoir à compter avec « la calomnie, le mépris, l'oubli, ainsi qu'avec les injus- « tices qui poursuivent au-delà de la tombe l'homme digne « d'un hommage public. »

Le savant docteur César CASTIGLIONI, dans son intéressant mémoire relatif à un voyage entrepris dans les divers manicomes d'Europe et d'outre mer, a justement flétri ces médecins italiens qui s'étudient à parodier la légèreté française, tandis que les médecins de cette grande nation font semblant d'imiter la gravité italienne, « je ne classe ni « parmi les uns, ni parmi les autres, cette catégorie de per- « sonnes qui ne peuvent se soulever au-dessus de la ma- « tière, s'appliquent seulement à calculer ce qui leur est le « plus utile, ne sont avides que de clientèle, que de gains « nouveaux ; hommes rusés qui brocantent avec plus de « succès parmi les riches, vendant de fausses idées, et de

« plus de fausses espérances, foulant aux pieds l'honneur « des autres, vrais médecins de boutique, véritables po- « seurs, écume de l'art, pour ne pas dire lie, enfin déshon- « neur de la science, de l'art et du genre humain. »

Il me sera permis d'ajouter que si l'un d'eux a quelquefois employé un langage médical plus nouveau et plus brillant, dans le seul but d'en faire parade devant le vulgaire, ce ne sera pas une raison pour qu'il lui arrive jamais de blesser par ses sarcasmes les hommes de probité et de doctrine qui s'expriment et manifestent leurs idées dans un style plus ancien, mais avec une logique serrée. La majesté du vrai n'a pas besoin de parure, ni de phraséologie (1).

Après cette courte digression, à laquelle j'ai été amené par l'injuste observation de M. Rességuier, et par la sotte prétention de quelques esprits légers, hostiles aux savants qui n'exposent pas leurs idées dans le nouveau langage médical, je reprendrai volontiers les arguments que j'opposais à celui que le médecin français Rességuier avançait à l'appui de sa trop exclusive maxime.

Je ferai donc observer que si on ne peut nier les bons résultats obtenus quelquefois par la méthode dite d'avortement dans le cas où commencent à paraître de légères pustules vénériennes, quand on l'emploi à l'effet d'empêcher l'absorption du principe morbifique et son introduction dans le torrent de la circulation, cependant il peut en résulter dans l'organisme une réaction et une altération d'où dérive inévitablement quelque temps après, la reproduction de nouveaux accidents; d'un autre côté, lorsque les ulcérations sont anciennes et étendues, si l'on applique la méthode précitée et si l'on use des caustiques, on pourra les voir disparaître momentanément, mais ensuite ces ulcérations ne manqueront pas de produire les tristes phénomènes

(1) O. Turchetti, *Sull' Ippocratismo moderno.*

secondaires, c'est-à-dire la syphilis constitutionnelle. Je crois qu'il n'y a pas de médecin praticien expérimenté dans la cure de ces maladies, qui ne sente le prix de ces observations, surtout à l'égard des ulcères anciens ; ceux qui étudient cette maladie sous notre climat, sont surtout persuadés de ce fait.

De plus, lorsqu'un principe morbifique quelconque se dépose sur une partie du corps, en donnant lieu seulement à une altération limitée, et sans avoir lésé l'ensemble de l'organisme, il est permis de supposer que cette restriction a lieu par un effort simultané et bienfaisant des parties constitutives elles mêmes; effort qui s'oppose énergiquement à l'action malfaisante du principe. Si, dans cette période de la maladie, vous venez précisément faire diversion à la prudente action de la nature, pour mettre en œuvre votre méthode d'avortement, vous ne parviendrez probablement qu'à atténuer cette favorable résistance organique, cette netteté des autres parties du corps qui opposent une barrière à l'expansion du principe, et, en cherchant le bien, vous trouverez le mal.

De tels accidents ne s'observent pas seulement dans les maladies vénériennes ; on y est également exposé dans les différentes maladies, car si le médecin pour dompter le mal veut user de remèdes répercussifs, il résultera comme je l'ai souvent constaté, un bien grave danger. Je devrais ici, à l'appui de ce qui précède, rapporter d'importantes et d'incontestables observations, mais je les conserve, comme je l'ai dit en principe, afin de les faire entrer dans mes autres lettres.

Pour le moment, il nous suffira de nous rappeler que les annales de la médecine fourmillent de semblables faits pratiques, qui prouvent qu'à la suite de la disparition instantanée de quelques maladies de la peau, qu'elle soit spontanée ou produite par une médication, le principe morbifique se répercute presque toujours sur les viscères importants en occasionnant de graves et souvent mortels accidents. Ce phénomène se produit peut être par suite d'un mouvement *inverse* de celui que tend à opérer la nature dans les cas de crises favorables, et dans les métastases, comme en opposition à ce que signalait GALIEN sur la force médicale de la nature. Ce grand homme, qui ne s'égarait que trop souvent dans les rêves de la philosophie d'ARISTOTE, s'exprimait ainsi : « *Naturæ nomen in hâc disceptatione pro omni facultate, quæ animal sive voluntatis* « *nutu, sive citra hunc, regat, intelligas velim ; quippe* « *hoc loco omni causæ praeter naturam, cujus vitio læditur et corrumpitur animal, totum illud facultatum* « *genus, cujus beneficio servatur, ex adverso opponimus ?* » Est-il opposé encore au mouvement attribué par le professeur PUCCINOTTI, d'Urbin, si profond dans son ouvrage sur les maladies nerveuses, et à ce qu'il y appelle *pouvoirs physiologiques survivants*, dont la force à son avis, est la cause des métastases salutaires et des crises ? « Dans l'état des maladies, écrit-il, ces pouvoirs survi- « vants physiologiques s'effaceront-ils entièrement? Verra- « t-on se détruire complétement cette loi bienfaisante de « compensation par laquelle la nature à défaut des bons « offices d'un organe, suppléait par un autre ? Non certai- « nement, la nature dans tout état de maladie, présente « ses effets et une activité presque incroyable. C'est là précisément ce que disait encore GIACOMINI : « La force mé- « dicale de la nature constitue la vie de l'organisme, son « développement, son maintien. »

On peut donc conclure que lorsque l'organisme se trouve dans des conditions qui lui sont contraires, non seulement l'action bienfaisante de la nature tend à faiblir en cédant ua désordre de la maladie, mais encore à faciliter le cours anormal de la même puissance morbifique en pervertissant et en éloignant ce qu'elle avait pour but principal.

Les idées que j'exprime avec tant de franchise n'obtiendront peut être pas l'approbation générale : il fut un temps où elles n'auraient pas captivé non plus son assentiment, par exemple, lorsque je n'avais pas encore eu l'occasion d'observer les nombreux cas qui, depuis, m'amenèrent à les accepter. Il arrivera peut-être bien que quelques personnes professant des doctrines opposées à la mienne, s'élèveront contre mes principes, en s'appuyant même sur quelque fait de pratique, et en interprétant différemment la question, mais je ne m'en afflige pas, parce que je connais la justesse de la maxime : « *Unus quisque abundat in sensù suo.* » On doit toujours être prêt à s'incliner devant l'opposition conforme à la raison, et faite en termes convenables, avec de justes déductions, et surtout lorsqu'elle ne respire pas cet esprit de dénigrement qui cherche à ravaler les écrits scientifiques. J'avoue que, si je me sentais convaincu de la vérité des observations faites par mes critiques, je serais le premier à rendre publique ma conversion scientifique, et cela dans l'intérêt général, tandis que, au contraire, si je m'apercevais que la critique fut l'expression malveillante et déloyale d'un esprit mesquin, ou d'un sentiment d'envie, ou encore du fanatisme aveugle qui pousse l'homme à soutenir exclusivement une théorie, à vouloir élever ce qui lui appartient au détriment de la réputation d'autrui, je ne répondrais à ces provocations regrettables que par l'observation de l'habile ZIMMERMAN : « Un médecin qui est aimé n'aura ni plus ni moins fait qu'un « médecin détesté ; quand il y a aveugle partialité, l'un « est justifié, l'autre est condamné. » Ajoutons que si le critique méchant agit par légéreté, la raison veut qu'on n'en fasse pas cas ; si c'est par folie, il mérite la compassion; si c'est par malice, le mépris.

Un écrivain ne peut aspirer à la considération publique, que si, en publiant par exemple un examen critique de quelques travaux généralement estimés, il en rapporte avec exactitude les idées pour les combattre; mais, au contraire, s'il défigure et s'il déprécie, en présentant sous un faux jour les idées de son adversaire, pour aboutir à des attaques personnelles, il ne fait que s'éloigner des voies de la morale et de l'honnêteté. Prenons pour devise de rendre à César ce qui appartient à César, et en agissant ainsi nous aurons le droit de critiquer ou de louer un écrivain en relevant chez lui des erreurs notoires, ou un mérite évident; si nous suivons la marche opposée, c'est-à-dire si nous recueillons à plaisir quelques-unes de ces idées ou de ces phrases qui, isolées semblent mériter la critique, mais qui unies à celles qui précèdent ou à celles qui suivent, sont raisonnables, nous commettons certainement une véritable félonie, et une telle conduite décèle dans le critique l'existence d'un esprit étroit et d'une âme perverse! Le public ainsi trompé ajoutera-t-il foi aux arguments accrédités par ces publicistes malveillants, dans leur propre intérêt? La vérité n'exige-t-elle pas que celui qui veut s'appuyer sur des mensonges qu'il a mis en circulation, soit convaincu publiquement de fausseté?

Ah! qu'il me soit permis de dire que s'il apparaissait pour le bonheur de notre art et de ceux qui en sont les honorables représentants, une plume hardie qui dévoilât les mystères des disciples de la médecine, comme quelques écrivains ont dû dévoiler les mystères de divers peuples, combien de ces grandes renommées portées aux nues dans le monde médical, ne survivraient pas au blâme public et à une condamnation générale? « Un esprit éclairé et honnête, dit « DE HALLER, est semblable à une lumière pure et bienfai- « sante, parce qu'il agit doucement; mais une opiniâtre « ardeur à vouloir dominer, mais une volonté qui n'est « désireuse que de gloire, sont semblables au feu, parce qu'ils « agissent avec impétuosité et aveuglement. » ZIMMERMAN n'enseignait-il pas, « que la méchanceté, l'obstination « des hommes, et la passion de nier les choses les plus évi- « dentes, les portent à renoncer à la vie plutôt qu'à leur « présomption. » L'exercice de notre art, écrivait le baron « WAN-SWIETEN, devrait être le meilleur antidote contre « l'orgueil. »

De l'Eléphantiasis du Scrotum.

Je vais vous entretenir, cher collègue, d'une autre infirmité endémique répandue dans nos pays; elle tire presque toujours son origine de l'élément vénérien, lorsque son développement est facilité par suite d'une disposition particulière organique, et par l'influence reconnue qu'exerce notre climat sur le principe vénérien. L'Eléphantiasis alors se manifeste sur divers points du corps et particulièrement sur le scrotum et sur les grandes lèvres. Un grand nombre de médecins se sont déjà occupés de cette matière importante; ils ont publié la relation de faits observés et de diverses extirpations qui ont été faites. Parmi eux, je citerai M. E.-J. BERGERON, que j'ai eu l'avantage de connaître personnellement, et qui est l'auteur d'un très-intéressant mémoire publié dans l'année 1845; M. le docteur PEIROTO, de la faculté de Paris et chirurgien en chef de l'Hôpital de la marine française à Rio-Janeiro, qui a opéré avec pleine réussite quatre cas, dont le premier date du 22 mai 1838.

Nous devons aussi à M. le docteur BERGERON la réunion d'un grand nombre d'observations très-importantes et la plus exacte pathogénie relative à cette maladie. Il assure que le Sanky du Japon, l'Eua d'Haïti, l'Andrum du Malabar décrit par KEMPFER sous le nom d'Hydrocèle, la hernie charnue de Prosper ALPINO, le sarcocèle de LARREY, l'oschéoclasie d'ALIBERT, ne sont autres choses que l'Eléphantiasis des Arabes aux parties génitales.

Après le docteur BERGERON, et dans l'année 1852, M. le docteur CASTELNUOVO a publié une brochure sur ce sujet, confirmant à peu près les idées des plus habiles observateurs. Et moi qui ai si souvent examiné et étudié ces énormes tumeurs, je suis disposé à les admettre; ainsi je me bornerai à l'exposition chronologique des faits observés dans la Tunisie, et à la description d'un cas particulier que j'ai heureusement opéré, ainsi qu'à quelques réflexions sur la pathogénie de cette monstrueuse infirmité.

Malgré mes nombreuses recherches pour découvrir si, dans les temps passés, les médecins de la Tunisie avaient pratiqué quelques opérations notables concernant cette maladie, je n'ai pu relever aucun fait. Ainsi le premier cas à observer est celui du 22 décembre 1839, dans lequel, une volumineuse tumeur fut heureusement extirpée du scrotum, par notre habile ami et collègue, le docteur chevalier NUNEZ-VAES. Cet exemple confirmait donc les idées des célèbres RAYMONDOU, LARREY, ROUX, GAETANI et PRUNNER, DELPECH et autres, ce qui prouve qu'il faut en général recourir à cette importante opération chirurgicale, à moins que des circonstances secondaires ne viennent s'y opposer.

Après ce cas, un autre se présenta l'année suivante, mais dans cette circonstance la mort du patient arriva malheureusement au moment de l'opération; comme cela était arrivé au célèbre RAYMONDOU. Quelque temps s'était déjà écoulé depuis ces faits, lorsqu'à diverses époques M. le docteur CASTELNUOVO opéra avec bonheur trois autres cas. Ces cures importantes engagèrent précisément le docteur CASTELNUOVO à publier son écrit sur l'Eléphantiasis. Ensuite, une autre tumeur moins volumineuse fut heureusement extraite par M. le docteur COTTON. Plus tard, M. le docteur MASCARO procéda à deux opérations, mais avec la perte d'un des deux malades. Enfin, dans l'année 1852, j'ai eu lieu d'opérer heureusement une Eléphantiasis sur un individu originaire de la Négritie. C'est le cas que je désire vous décrire en y joignant quelques réflexions particulières et les planches représentatives.

Le malade (*voyez figure n° 1*), âgé à peine de 20 ans, avait un tempérament nerveux et une complexion scrofuleuse très-marquée : il y avait trois ans qu'avait commencé chez lui le développement progressif de la tumeur de l'éléphantiasis au scrotum par suite de maladies vénériennes accompagnées de hideuses ulcérations, au sommet, aux glandes et sur tout le scrotum, avec grand engorgement aux glandes inguinales des deux côtés, qui prirent ensuite l'aspect de véritables tumeurs strumeuses. Il m'avoua qu'il s'adonnait à toutes sortes d'excès et qu'il menait la vie la plus irrégulière, abusant sans cesse des liqueurs alcooliques.

Ensuite ces accidents prirent peu à peu le triste et particulier aspect que j'ai décrit dans la marche des maladies syphilitiques de cette contrée ; puis le malade put observer par lui-même la naissance sur divers points du scrotum, de ces duretés qui, en s'unissant progressivement, constituent l'énorme volume de ces tumeurs ; il vit bientôt qu'à mesure qu'il avançait dans cette phase nouvelle de son état de maladie, les ulcérations disparaissaient pour faire place aux véritables caractères de l'éléphantiasis du scrotum, qui sont:

1° de petites excroissances dans le siège des bulbes des poils;

2° des plis dans diverses directions formés par la rentrée de la peau (1):

(1) A ce sujet, je dirai que je suis partisan de l'idée émise par le docteur Bergeron sur le mode de formation de ces replis, qu'ils soient constitués par la rencontre des fibres, comme nous le verrons ensuite dans cet amas de maladies, ou bien qu'ils résultent de ce qu'ils se trouvent disposés par rapport à la peau de manière à s'opposer dans certains points à sa libre extension, tandis que dans d'autres, au contraire, ils la laissent opérer librement.

PLANCHE I.

Fig. I.

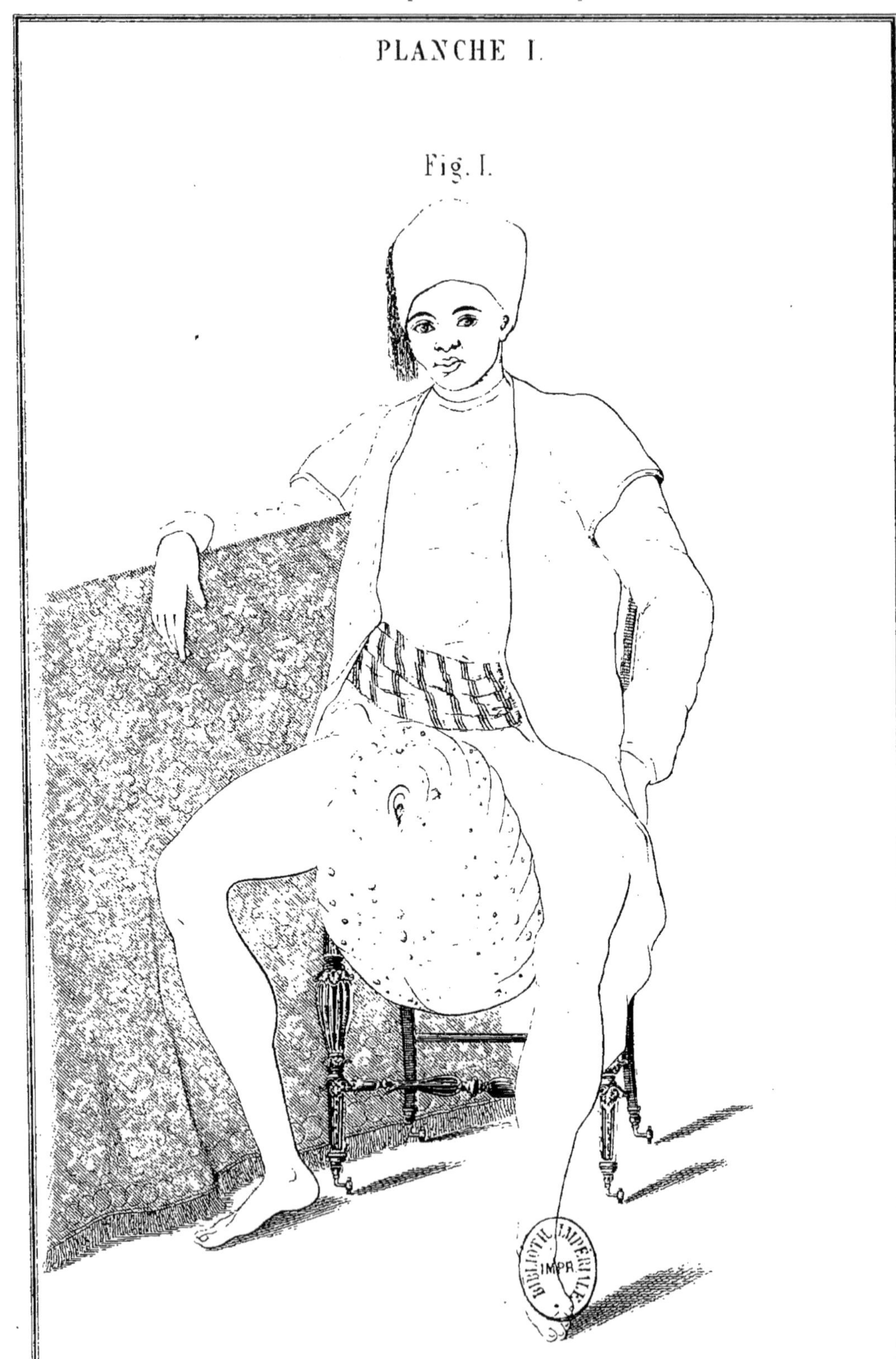

3° la dureté très-prononcée de la peau ;

4° enfin l'enveloppement total de la verge par suite de l'immense développement de la tumeur.

Au premier examen de cette éléphantiasis, j'observai qu'elle ne présentait pas, comme dans les autres cas que j'avais vus, cette ductilité de la peau à la région du pénil, qui forme habituellement un simple pédoncule d'attache ; elle avait, au contraire, les caractères que j'ai annoncés. Cette tumeur n'offrait pas à l'œil un aspect périphérique, mais une rotondité dans le genre de celle d'une pomme ; (*voyez planche* 1, *figure* 1). BERGERON (1) n'a pas oublié non plus de mentionner cette forme qui est particulière lorsque la région du pénil est compromise par le progrès même de la maladie et qu'elle forme sur ce point une espèce de couronne, laquelle est la continuation de la tumeur qui est au dessous. De plus, les glandules qui étaient très-engorgées, comme je l'ai dit, vers les parties supérieures des cuisses, semblaient en être un supplément et ne présentaient pas de caractère distinct. La masse sphérique descendait jusqu'aux parties inférieures des cuisses ; son diamètre perpendiculaire était de 12 pouces et demi, et son diamètre longitudinal de 15 pouces, sa circonférence de 46 pouces, son épaisseur de 7 pouces.

Je fis placer le malade dans une des salles de l'Hôpital militaire du 1er régiment d'infanterie, après avoir fait tous les préparatifs qui sont nécessaires avant d'entreprendre une opération chirurgicale, et j'opérai l'extirpation de son éléphantiasis, le 15 mars 1852, en présence de plusieurs honorables collègues.

Au moment où nous fûmes tous réunis devant le patient, je priai mes collègues de l'examiner attentivement et tous furent d'avis que l'opération devait être exécutée

(1) *Voyez son mémoire, page* 49.

sans retard. J'ordonnai alors de l'étendre commodément sur une table et de le lier comme on a l'habitude de faire pour la cystotomie (*voyez planche* 2 , *figure* 1). Le cathéter fut introduit dans la vessie et tenu par un de mes collègues , (*voyez planc.* 2, *fig.* 1 *bis*). dans une position convenable, pendant tout le temps de la douloureuse opération. Je commençai par une profonde incision dans la partie gauche, afin de rechercher et de découvrir de ce côté le cordon spermatique , qui devait me conduire à la découverte du testicule correspondant ; la tumeur étant très-développée sur ce point il était difficile de trouver cet organe, d'autant plus, comme cela sera expliqué ultérieurement, que cette tumeur se composait d'une masse homologue, mêlée de différentes parties histologiques qui, près de ce point, étaient semblables au faisceau constituant le cordon spermatique.

Je m'avançai ainsi prudemment et peu à peu avec l'instrument, en examinant attentivement les points que je devais couper, et je parvins avec assez de difficulté à enlever enfin la partie supérieure, de laquelle je m'emparai. En continuant avec circonspection la dissection , j'en vins à délivrer entièrement le patient et à dégager le testicule qui était dessous , non seulement enfoncé profondément , mais encore postérieurement à la partie supérieure de la tumeur.

Dans les autres cas que j'ai vu opérer par d'habiles chirurgiens , la découverte des testicules réussissait plus facilement , par suite de la douloureuse sensation qui était produite sur ces parties à la plus légère pression qui avait lieu sur les points de la masse morbide, qui lui correspondaient. Dans notre cas, les choses se passèrent d'une manière bien différente, parce que cet organe, entouré comme il était de tant de matières étrangères, ne pouvait produire aucun effet de sensibilité , par suite d'une pression extérieure , même bien prononcée. Dès que je fus arrivé au

PLANCHE II.

Fig. I.

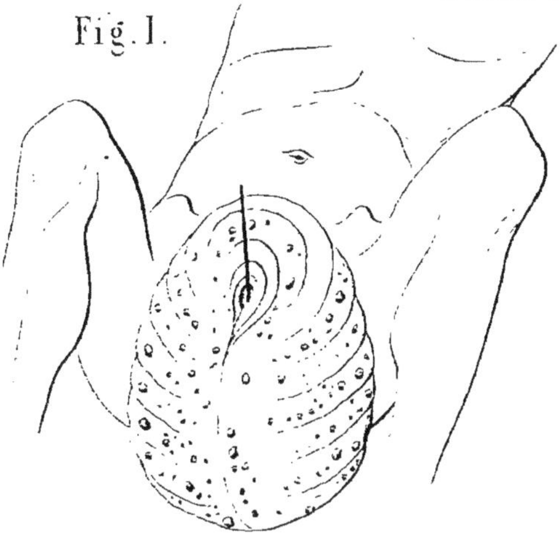

Fig. II.

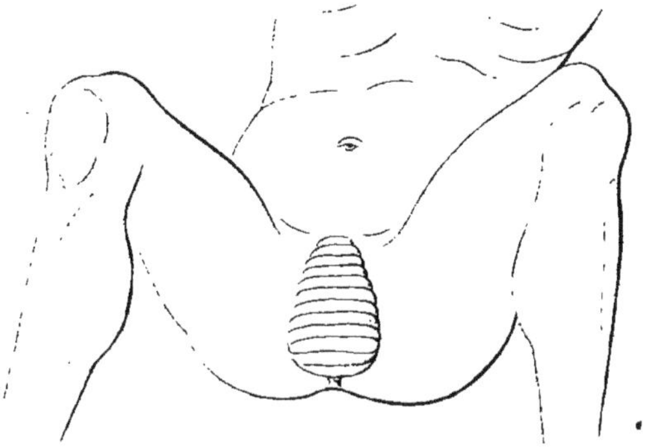

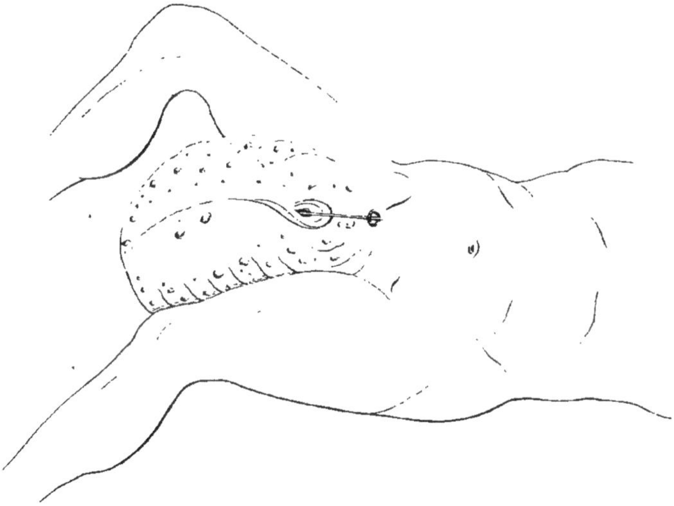

Fig. I bis.

Fig. III.

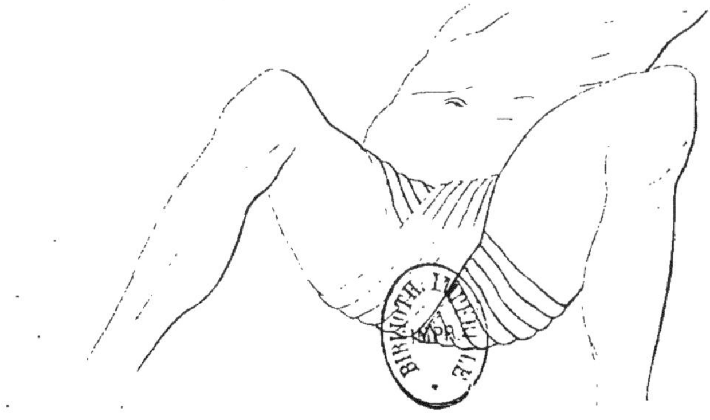

testicule gauche, il me fut facile de trouver le droit, car, après la séparation d'une partie de la tumeur, en pressant sur le point que je pensais devoir correspondre avec cet organe; le patient ressentait quelque douleur sur cette partie. Les deux cordons et leurs testicules ainsi délivrés, je pus plus librement couper en sens vertical la partie inférieure de la tumeur, en commençant par le repli intérieur des téguments sur la glande, qui forme précisément l'urètre anormal: lorsque je pratiquai une incision de haut en bas, c'était dans le but non seulement de délivrer la glande de cette masse de matière qui l'entourait, mais encore la partie inférieure de la verge, correspondante à son conduit, qui se trouvait sauvegardée, comme je l'ai dit, par la présence du cathéter.

Cela fait, je détachai en ligne courbe, tantôt d'un côté, tantôt de l'autre, les portions de la peau qui devaient servir pour former la nouvelle enveloppe des testicules; ce fut alors que je pus enlever par un coup hardi la partie inférieure de l'énorme tumeur (*voyez pl.* 2, *fig.* 2.) Ensuite, il me fut facile de dégager de la partie supérieure du milieu, l'autre portion de peau, qui devait servir pour recouvrir la verge, mise à nu par la séparation des parties morbides qui l'entouraient. Il restait encore pour compléter l'opération, l'enlèvement de la partie supérieure, intéressant le pénil. J'en avais déjà détaché une grande portion lorsque, d'après le sage conseil de mes collègues qui assistaient le patient, et en raison de la grande quantité de sang qu'il perdait inévitablement, je dus m'arrêter. De nombreuses sutures, l'application de quelques bandelettes de cérat adhésif, celle de petits morceaux de toile graissés et troués, celle de charpie et de bandes complétèrent le pansement, après lequel le malade fut placé sur un bon lit, (*voyez planche* 2, *figure* 3.) L'opération avait duré 25 minutes.

Le premier appareil fut maintenu 5 jours sans qu'il survint aucun phénomène remarquable en dehors d'une légère réaction de fièvre. Le sixième jour il fallut renouveler le pansement par suite de l'odeur fétide qui s'exhalait, devenue insupportable au patient. Les incisions se trouvaient exactement réunies. Le huitième jour, je changeai de nouveau l'appareil, et je trouvai le malade en assez bonne condition pour me permettre de compléter l'extirpation de la partie supérieure de la tumeur, que j'avais laissée par les raisons que j'ai exposées. Cette opération heureusement terminée, la guérison fut si prompte, que le dix-huitième jour après l'extirpation, le malade tranquille et heureux vint me voir chez moi. Je dois ajouter qu'il ne tarda pas à retomber peu de temps après dans tous les vices et les excès qui avaient été l'origine de son mal, et à recommencer sa vie de débauche. Cela prouve en tout cas qu'il avait repris l'exercice de ses fonctions viriles, et que les organes génitaux étaient rentrés dans leur condition normale.

En faisant l'incision de la peau qui revêtait cette énorme tumeur, l'instrument trouva beaucoup de résistance, et je découvris immédiatement au dessous d'elle la masse morbide. Elle était d'une couleur blanc de perle, visiblement formée de nombreuses cellules verticales qui contenaient des substances tantôt adipeuses, tantôt lardacées, toujours unies à une abondante quantité de liquide jaunâtre, qui sortait facilement des points incisés. Çà et là on rencontrait des parties qui semblaient affecter la forme fibreuse : je ne spécifie pas cette forme, parce qu'elles n'ont pas la ténacité qui la caractérise particulièrement. De nombreux vaisseaux artériels, veineux et lymphatiques qui s'y trouvent, sont hautement hypertrophiés. Autant qu'on pouvait le supposer ils paraissaient constituer la principale condition de la formation spéciale histologique de la tumeur, car en donnant lieu à une très-grande sécrétion de cytoblastème, celui ci par la loi de l'analogie a établi par suite les nouvelles anastomoses morbides, non seulement reconnaissables au moyen du microscope, mais aussi à l'œil nu. On ne peut nier qu'une foule de causes ne puissent donner lieu à la sécrétion croissante du blastème, qui forme, comme je l'ai dit, peu à peu ces énormes tumeurs; cependant, en tenant compte des nombreuses observations faites sur la principale et la plus commune cause de l'éléphantiasis du scrotum, nous devons nous ranger du côté de ceux qui la considèrent comme un résultat de l'élément vénérien, d'autant plus que, jusqu'à ce jour, on n'a pas eu occasion de rencontrer des cas de l'éléphantiasis du scrotum, qui fussent nés avant le développement d'ulcérations vénériennes dans la partie affectée de cette infirmité. C'est ce qui n'arrive point, lorsqu'elle intéresse d'autres régions du corps; alors j'ai pu constater qu'elle paraît sous l'influence d'autres causes morbifiques en dehors de l'élément vénérien, comme par exemple sur des individus qui survivent à de graves attaques de peste à bubons, d'érysipèles répétés sur un membre, et après l'apparition d'accidents charbonneux ou gangréneux occasionés par l'usage du blé gâté dans lequel on rencontre du seigle.

Quant à l'origine de l'éléphantiasis du scrotum, je constaterai que c'est LARREY qui, le premier, a reconnu la syphilis comme cause fréquente de son développement, cause aidée encore par l'influence du climat et l'usage des bains de vapeur. DELPECH en a dit bien peu de chose. KEMPFER attribue sa naissance à de certaines conditions de température; BERGERON admet les deux causes; CLOT-BEY est du même avis que LARREY; GAETANI et PRUNER n'ont pas cru pouvoir indiquer de cause exclusive et unique, quoiqu'ils aient publié un mémoire sur trois cas nés de causes syphilitiques, pendant que le docteur CASTELNUOVO n'attribue cette maladie qu'à la syphilis.

Quelque puisse être la cause du développement de cette maladie, et quelle que soit son origine, il est bien difficile de trancher la question suivante : ces énormes tumeurs sont elles le produit de la secrétion augmentée du blastème après une hypertrophie des vaisseaux et la formation de nouvelles anastomoses, prenant l'aspect fibreux pour se charger de graisse, comme le prétend ABERNETHY (1), en conséquence d'un changement de la nutrition de la tumeur même ; ou bien dès leur naissance présentent-elles, au contraire, la forme hystologique du lipome ou du stéatome ? Ce qu'il y a d'indubitable, c'est qu'une tumeur quelconque peut continuer à croître selon la loi d'analogie de sa formation, qui ne s'écarte point de celle à laquelle est soumise la nutrition normale(2); il me semble alors qu'après les observations réitérées que j'ai faites, je puis classer l'éléphantiasis du scrotum, dans le nombre des tumeurs qui présentent différents aspects, et parmi lesquelles prédomine celle du lipome mixte, attendu que, comme le note MULLER, ce genre de tumeur est traversé de cellules membraneuses, comme je l'ai remarqué dans la formation de l'éléphantiasis. D'autres se fondant sur la grande altération du système cutané qui distingue cette espèce de tumeur, sont amenés à la considérer comme appartenant au plus haut degré de la forme admise par WALTER sous le nom de *Nævus Lipomatodes*, mais il faut leur faire observer que l'altération de la peau n'est pas exclusive, puisqu'il s'y ajoute celle des parties placées au dessous dans leur intime composition ; de plus il est avéré que les simples lipomes qui agissent exclusivement sur la peau, lui donnent une apparence extérieure voisine de celle de l'éléphantiasis, mais certainement cette apparence est toujours bien différente de celle que je cherche à décrire minutieusement ici.

(1) *Surgical observations.*

(2) *Voir Traité d'Anatomie pathologique par Jules* VOGEL, *traduction du docteur* LEVI.

Il ne faut pas croire, cependant, que je prétende énoncer à cet égard une doctrine absolument tranchée. Ce serait une audace supérieure à mes forces et la simple tentative de la soutenir, m'entraînerait dans un labyrinthe dont je sortirais difficilement; d'autant plus que, si je me trouvais en désaccord avec quelques praticiens sur les idées spéculatives que je m'appliquerais à émettre, mon opinion pourrait devenir un sujet de bruyantes controverses pour les critiques trop épris de leurs propres idées et toujours prêts à sacrifier l'intérêt véritable et sacré de l'art, qui est la santé publique ! Il me sera, néanmoins, permis de dire que quelques esprits animés d'un aveugle amour-propre, ou d'un fanatisme encore plus aveugle, s'appliquent souvent à juger de travers les plus exactes et les plus importantes observations, parce qu'elles peuvent contrarier les doctrines qu'ils ont déjà émises. Qui ne sait que pour bien observer et se rendre utile à la science, il importe de renoncer à l'esprit de parti? C'est en agissant ainsi, dit GIUNTINI (1), que l'analyse logique conduit à ces résultats uniques et invariables : et, sans cette analyse, c'est en vain que l'on espérera des résultats sérieux; on n'aboutira qu'à de vaines hypothèses.

Certes, si je n'avais pas horreur de toute question personnelle, il me serait facile de parler de quelques visionnaires qui se vantent d'être les vrais ministres de l'art, et s'en vont racontant à tort et à travers, une foule de faits, cherchant à en produire des attestations, soit pour en venir à leurs fins, soit par aveuglement de parti, soit enfin par l'injuste désir d'élever ceux qu'ils préfèrent au détriment d'autrui : peut-être aussi espèrent-ils cacher leur propre misère sous l'égide d'une autorité qui peut les abuser un instant, mais qui bientôt ne sera plus qu'une

(1) *Réflexions sur le Mémoire du Pr. Louis* EMILIANI.

chimère et une illusion. Il y a plus : j'ai vu par fois chez ces personnes aveuglées, une si coupable partialité, qu'en publiant des observations pratiques, ils présentaient comme utiles toutes celles qui émanaient des gens de leur cercle, tandis qu'ils gardaient le silence quand il s'agissait de soins incontestables et utiles, donnés avec conscience à quelque malade par des médecins qui leur étaient antipathiques. Mais je m'aperçois que ma plume s'est involontairement éloignée de l'important et scientifique objet que j'ai en vue; j'ai hâte d'y revenir.

J'ai dit qu'en faisant l'incision de ces tumeurs, on reconnaissait qu'elles étaient formées de substances ayant un aspect différent, savoir : la première ayant l'apparence fibro-membraneuse ; la seconde diaphane et molle, semblable à une gélatine; la troisième, enfin, paraissant formée de tissus adipeux et lardacés.

La première se distinguait sans le secours d'un instrument ; la seconde observée avec le microscope présentait de petites cellules très-marquées, tantôt longues, tantôt rondes, qui paraissaient contenir des corpuscules, dont je ne pus distinguer la forme; la troisième était composée de moëlles cellulaires, contenant tantôt une matière adipeuse, tantôt une matière lardacée. Chopart, au contraire, n'admet que deux substances, l'une blanche extérieure solide et compacte, formée de tissu fibreux, pleine d'humeur assez dense ; l'autre intérieure, molle, d'une couleur jaune clair, dont le tissu est formé de cellules pleines de sérosité. Bergeron dit : « que le tissu cellulaire sous-cutané, formé probablement avant la peau, subit encore des modifications remarquables, et que lorsqu'on coupe les masses de l'éléphantiasis, on trouve des lames serrées transformées complétement en tissu fibreux assez compacte blanc jaunâtre, ou en cartilage, ou bien elles sont traversées ou interrompues seulement par des cordons fibreux et résistants ; ces lames circonscrivent des cellules qui, peu dilatées, se trouvent en communication entre elles. Cela s'observe particulièrement dans les parties profondes, c'est-à-dire dans les points qui sont plus près d'un tissu cellulaire normal, tandis que les autres qui sont larges extérieurement, forment de véritables kystes ; cependant toutes peuvent également renfermer un liquide séreux, ou une substance semblable à la gélatine. La sérosité est le plus souvent transparente et citrine, mais, quelquefois, elle est trouble et contient des concrétions semblables à l'albumine coagulée.

Quant à la matière qui a la forme de la gélatine, elle peut être très-variable dans sa consistance, comme dans sa couleur ; tantôt elle se trouve semi-fluide, transparente, de couleur de citron, laissant tomber par la pression quelques gouttes de sérosité limpide, tantôt plus consistante et légèrement de couleur d'opale : d'autres fois, enfin, et bien souvent ces transformations successives sont en rapport avec le progrès de la maladie, au point de faire perdre à la matière sa consistance de gélatine et de la convertir en véritable masse concréte. Sa fermeté ultérieure peut bien être l'origine de ces *nuclées* dures, d'apparence séreuse, dont les auteurs ont cité de nombreux exemples.

On doit bien comprendre qu'au milieu de toutes ces altérations, il est presque impossible de retrouver les différents tissus qui entrent dans la composition des bourses.

On a aussi fréquemment trouvé des masses grasses et des nuclées presque lardacées : il est difficile d'expliquer comment se forme cette espèce de lipome au milieu d'un tissu qui, dans son état normal, ne renferme pas de fluide gras : il faut donc croire que c'est sous l'influence de la marche de la maladie, qui modifie et lèse le tissu cellulaire, que ce tissu s'altère non seulement dans sa texture, mais encore dans ses fonctions.

En ce qui concerne les masses de formes lardacées, je dirai que ce ne peut être autre chose qu'une variété de transformation de la matière gélatineuse. Du reste, il me semble que ces tumeurs doivent appartenir à la classe des *homologues*, parce que, en étudiant bien attentivement leur marche, j'ai vu constamment qu'elles ne tendaient pas à altérer l'organisme entier, et qu'elles ne sont pas de nature à produire un désordre général, enfin que la seule souffrance qu'elles peuvent occasioner, vient de l'énorme volume et du poids considérable de leur masse. De plus, si on ne les touche pas avec des substances corrosives, ou si on ne les blesse par d'inutiles incisions, elles ne présenteront peut-être jamais d'ulcérations spontanées, comme il advient dans les tumeurs *hétérologues*, qui tendent toujours à la dégénération, en lésant fortement l'organisme général.

A cause de leur nature bénigne, les tumeurs de l'éléphantiasis ne se reproduisent jamais après leur extirpation, comme font les tumeurs hétérologues, et si, en faisant l'extirpation, on laisse une partie de la tumeur, l'énergie de ses conditions morbides ne s'en augmente pas.

Les grands praticiens se décident rarement à l'extirpation des tumeurs malignes, car elle ne produirait que de douloureuses catastrophes, si elle était pratiquée après la dégénération de la tumeur hétérologue, tandis qu'au contraire, si l'opération est faite avant que l'organisme entier ne soit compromis, on peut obtenir le salut de l'individu. Dans les cas opposés, il est d'observation pratique que si l'opération n'amène pas la mort, elle trouble entièrement la nature dans son cours local. En fait, puisque les accidents qui arrivent après l'extirpation sont considérés par quelques-uns comme la conséquence de désordres fortuits, je pense, avec Pelliccia, qu'ils proviennent d'une véritable filiation d'effets morbides, résultant d'une même cause cachée et inconnue, infectant en masse toute la constitution, et que cette cause troublée premièrement dans l'exercice de son action morbifique, a fait irruption et a réagi sur les parties voisines.

Ainsi, en conséquence de toutes les observations qui précèdent sur l'origine, l'existence et la marche de l'éléphantiasis du scrotum, il convient de la plaeer dans la classe des tumeurs homologues ou bénignes.

Voilà le peu que j'ai cru devoir exposer sur un thème aussi important, qui réclamerait certainement des études plus profondes et une plume plus habile, pour suppléer aux lacunes laissées par les auteurs. Mais si ces quelques mots peuvent inspirer à d'autres une noble émulation, et le désir de faire de plus profitables et de plus profondes recherches, il me sera permis d'espérer que mes réflexions ne seront pas inutiles à la science.

Je passe à mon dernier sujet, c'est-à-dire aux maladies supposées diaboliques par les indigènes de nos contrées, et aux moyens qu'ils ont l'habitude d'employer pour les combattre.

Des Maladies diaboliques et de leur cure.

> .... Ce besoin du merveilleux persistant dans l'homme, comme un défi à l'impossible, ce désir insatiable de prendre le change sur sa destinée et de sortir de la réalité par le miracle.
>
> (Eug. Pelletan.)

Lorsque l'homme, ignorant encore les notions scientifiques, sentit son esprit s'exalter devant le spectacle des merveilles de la nature, ou, pour mieux dire, lorsque dans le premier âge de la raison, il fut surpris de son existence même, et qu'il resta frappé de stupeur à la vue des innombrables et extraordinaires phénomènes naturels dont il ignorait la cause première, il dut, pour créer une explication à ces mystères, se complaire à croire que certains êtres invisibles pouvaient être la cause originelle des merveilles dont il était frappé. Ainsi, commençant d'abord par croire à des pouvoirs créateurs et dirigeant la guerre, la paix, l'amour et tout ce qui marquait la force et l'intelligence, il en vint plus tard à se persuader qu'il existait des génies donnant naissance aux infirmités les plus bizarres et les plus extraordinaires dont la nature et la persistance étaient telles qu'elles lui semblaient ne pouvoir naître que d'une cause surnaturelle et irrésistible.

L'homme, dans la faiblesse de son esprit, avait encore ajouté à ses croyances celles des influences de la lune, des constellations et de tous les astres, et il s'était facilement soumis à reconnaître l'influence de pouvoirs malfaisants et mystérieux. Pour combattre ces génies, il n'avait rien trouvé de mieux que de leur opposer des pratiques mystérieuses, soit qu'il fut de bonne foi, soit qu'il voulut maintenir le prestige et la croyance chez les malades, dans un intérêt de domination, ou de spéculation.

Dès les temps les plus reculés, on rencontre des hommes doués d'une intelligence supérieure, qui faisaient métier de spéculer sur cette vulgaire superstition, et qui vendaient des talismans et des amulettes pour la guérison de ceux qui se croyaient possédés des démons. Ces hommes acquieraient une certaine influence, parce que la superstition formait encore la base des idées de l'esprit et que l'humanité était plongée dans la pauvreté de l'intelligence et dans l'inertie, contristée par la maladie et le manque d'exercice des facultés sensibles; état douloureux dans lequel elle accueillait avec joie toute idée, tout sujet capable de la recréer, de l'occuper, de la séduire.

De cette même tendance naquit probablement le besoin d'invoquer dans une calamité commune, et dans les circonstances extraordinaires, les augures, les devins, les déchiffreurs de songes, et de là encore la croyance aux pressentiments, à la fatalité et à une foule d'autres préjugés qui ne représentent que trop l'abaissement humiliant de la raison humaine.

On trouve encore de notre temps quelques pauvres esprits qui croient de bonne foi que toutes les maladies pestilentielles épidémiques, naissent du déchaînement d'une armée diabolique, dont les soldats ravagent tantôt un pays, tantôt un autre, pour satisfaire la terrible parque qui tranche le fil de nos jours. Les uns disent les avoir clairement aperçus, les autres, en avoir seulement entendu la voix; enfin, on en trouve qui les ont suivis en songe, lorsqu'ils cheminaient pour rencontrer les malheureux qu'ils voulaient frapper. De ces aveugles croyances naît la foi superstitieuse sans bornes, fortifiée presque toujours par les conseils intéressés des charlatans et des fourbes qui en profitent pour débiter des préservatifs de leur composition, destinés à rendre l'homme invulnérable aux coups de ces ennemis invisibles; de là, les amulettes, les remèdes mystérieux, les talismans, l'absurde impôt des holocaustes, avec injonction expresse d'en réserver une bonne partie au profit du puissant conseiller magique. Chez ces hommes fascinés et superstitieux, il n'y a, par conséquent, que du dédain pour l'édifice créé par la raison humaine pour ces tentatives de parvenir à l'exacte connaissance des différentes altérations qui constituent de si graves fléaux; il n'y a que du mépris pour les efforts de l'esprit humain, cherchant à pénétrer les causes des irradiations pestilentielles, qui se propagent par le contact, par l'infection, ou par d'autres circonstances, leur idée fixe étant, comme je l'ai dit, que ces maux sont produits par le pur caprice de la phalange diabolique.

Tout médecin qui a un peu exercé parmi nous, et qui a donné quelque assistance à cette catégorie de sots ignorants, la honte de l'espèce humaine, aura entendu, comme moi, dans les jours d'une épidémie pestilentielle, les mille récits des hallucinations de ces rêveurs, exprimés avec une conviction si profonde, qu'elle fend le cœur de l'homme le plus familiarisé avec la connaissance des misères morales de l'humanité.

Dans les contrées qui semblent marcher aujourd'hui vers le progrès, il a été bien difficile pendant longtemps d'extirper ces stupides croyances, et l'on voit que du temps de l'écrivain de mérite, Giovanni-Pietro Frank, et même dans les temps les plus rapprochés, il existait un grand nombre de croyants à l'existence réelle de maux engendrés par la force diabolique et la sorcellerie, et, par conséquent, des charlatans se donnant comme exorcistes pour guérir les possédés. Mais lorsque d'habiles médecins prouvèrent par des faits et des cures lumineuses que l'art sanitaire était plus efficace et plus puissant que les exorcismes pour vaincre les prétendus démons, ils durent à la fin secouer le joug de cette stupide superstition. Hélas ! la population de Tunis n'en est pas encore arrivée là, car on compte par milliers les énergumènes, à tel point, qu'il est arrivé plus d'une fois à mes collègues et à moi-même, d'être remerciés de notre assistance, auprès des malheureux gravement malades, pour céder la place aux imposteurs qui se donnent comme dompteurs des maladies diaboliques, et comme ministres habiles des volontés secrètes des puissances surnaturelles.

Ces croyances superstitieuses exercent encore plus d'empire sur les femmes que sur les hommes, et elles en profitent souvent pour se faire passer comme possédées du diable, et pour imposer à leurs stupides maris, l'obligation de satisfaire tous leurs caprices, tous leurs désirs. Il y en a aussi parmi elles qui se donnent comme prêtresses des démons malfaisants, et qui prétendent au moyen de divers remèdes, que je décrirai, délivrer les énergumènes de leurs maladies.

Pour arriver à la connaissance des moyens propres à combattre les maladies diaboliques, ces prêtresses doivent interpeller le démon et recevoir de sa capricieuse volonté les prescriptions qui délivreront le possédé ou la possédée. Lorsqu'on croit qu'un homme est sous l'influence du mal diabolique, elles invoquent le génie du mal devant les plus proches parentes, parce que le malade ne peut assister à la séance féminine.

Il y a trois voies par lesquelles les énergumènes prétendent se mettre en communication avec ces êtres invisibles, et chacun de ces moyens est considéré comme très puissant, savoir : la musique, la danse frénétique et quelques parfums particuliers, dont la composition est cachée aux profanes et aux incrédules. Parmi les femmes à peau brune, originaire de la Nigritie, il est rare d'en trouver une qui ne soit pas sous la puissance du démon; et lorsqu'elles se réunissent en séances nocturnes pour prendre plaisir à apaiser ces esprits, elles sont tellement excitées par l'influence des moyens que j'ai indiqués, et elles atteignent à un tel degré de frénésie, qu'elles sont poussées, non seulement à se frapper avec violence sur différents points du corps, mais à se jeter d'une hauteur excessive sur des dalles de pierre ; et ce qu'il y a de plus surprenant, c'est que l'organe de la raison n'en ressent pas le moindre trouble. Je chercherai plus tard à donner, s'il est possible, quelques plausibles explications de ces singuliers phénomènes, mais pour le moment, j'achèverai la description de ces réunions féminines.

Elles sont de deux espèces :

1° Celles que les femmes indigènes ont l'habitude de faire.

2° Celles qui sont particulières aux négresses, anciennes esclaves amenées dans la Tunisie. Les premières se nomment *Rebabie,* du nom d'un ancien instrument à cordes dit *Rebale*, dont le son les enivre ; les secondes *Sambalys*, mot qui dérive du langage des nègres.

Lorsqu'une femme tunisienne veut recourir à la *Rebabia* pour guérir de ses maux diaboliques, elle envoie une invitation à ses parentes et à ses amies, ainsi qu'aux femmes qui souffrent de la même maladie, en ayant soin de préparer d'avance un bon repas. Tous les hommes doivent s'éloigner de la demeure, ou au moins de la chambre dans laquelle réside l'individu malade. Alors les joueuses d'instruments tunisiens (1) sous la présidence d'une vieille énergumène, magicienne pour les maladies diaboliques, se rangent en cercle assises sur des coussins, autour de la malade et des invitées, qui sont en habits de fêtes et couvertes de bijoux; on ouvre la séance en répandant les parfums mystérieux dont j'ai parlé, sur des charbons ardents, tandis que la musique, suivant ses divers tons, excite à une danse frénétique et vraiment diabolique, tantôt l'une, tantôt l'autre des possédées, jusqu'à ce qu'épuisées à force de contorsions, totalement énervées, elles tombent d'elles-mêmes sur le sol, comme privées de sentiment. Dans ce moment les parentes de la malade en faveur desquelles la séance est tenue, supplient la vieille énergumène d'interpeller le démon malfaisant, sur la quantité de souhaits nécessaires pour qu'il renonce à tourmenter méchamment la malade. Alors, la vieille, à son tour, s'élance dans la danse, presque terrible dans ses poses extatiques, la voix frémissante et répétant à grands cris certaines paroles, comme si elle était entendue par le génie invisible. Les demandes du démon, outre la conjuration de la danse, se bornent le plus souvent à imposer à la possédée l'acquisition de nouveaux vêtements de couleurs séduisantes, un séjour

(1) Le *Hod*, ancienne guitare. Le *Rebale* espèce de violon à trois cordes. Le *Baudir* et le *Tar* cymbales de diverses dimensions. Le *Darbouca* espèce de cor, le plus souvent en terre cuite, recouvert d'un côté d'une peau de mouton.

dans quelque jardin agréable, ou dans un lieu à proximité de la mer. Les souhaits diaboliques sont à peine dévoilés par la vieille, que la malade qui était languissante prend de la force, et, se précipitant de son siège avec la rapidité de l'éclair, se donne, elle aussi, à la danse avec frénésie.

La force de leur crédulité fanatique est si grande, et ces moyens employés pour exciter les imaginations déjà exaltées, sont si puissants, que la malade acquiert à l'instant une vive énergie, et même il en résulte pour elle dans la suite, un bien être évident. Mais il arrive parfois que, par suite des violents efforts de l'imagination et de la fatigue causée par cette danse démoniaque, la pauvre possédée tombe pour ne plus se relever.

Dans les réunions des négresses (Sambalys), on n'a pas l'habitude de se servir de la musique indigène décrite ci-dessus ; on se contente du battement continuel et assez régulier d'un bâton sur des planches, accompagné de cris effrayants et de la danse nationale. Quand ces femmes sont arrivées au paroxysme de la frénésie, elles se jettent violemment par terre, contre les murs, et elles courent se précipiter, la tête la première, des points les plus élevés.

En observant ces phénomènes si extraordinaires, mon esprit se rappellait le cas étrange de monomanie, avec commotion cérébrale, dont s'était occupé il y a long temps le savant Placide PORTAL. Ce cas s'était présenté sur la paysanne Rosa CENESI, qui était renfermée dans l'Hospice des Aliénés de Palerme, et il offrait une particularité singulière et très curieuse, qui consistait chez cette maniaque, en un certain instinct, presque irrésistible, qui la poussait à se frapper la tête avec violence contre le sol, ou contre les murs, jusqu'à se blesser. Elle agissait de cette manière, croyant fermement chasser le démon qu'elle regardait comme la cause principale de son malheureux état. Au lieu de se plaindre de ce mouvement violent, elle semblait l'affectionner, et il était suivi d'un calme complet. Maintenant, faisons une réflexion : ne semble-t-il pas que les exercices pénibles de cette malheureuse, et que la coutume des négresses de se frapper la tête avec force, dussent produire de graves commotions cérébrales ? Cependant, ni dans l'un, ni dans l'autre de ces deux cas, on n'a jamais constaté de conséquences fâcheuses de ces actes. Comment donc expliquer un si étrange phénomène? Quant à moi, je crois que, puisque les systèmes nerveux sont soumis, soit dans leur état physiologique, soit dans leur état pathologique, à deux lois établies par des observations reconnues, qui sont celles de l'isolement et celle de l'association par sympathie, il en résulte que par la seconde de ces lois, au moyen de filaments intermédiaires, qui unissent les divers systèmes, savoir : le cérébro-spinal et le ganglionnaire, l'agent modificateur ou morbifique peut altérer la nature particulière de tous. Par la première loi, cet agent pourrait, au contraire, s'accumuler sur un seul de ces systèmes ou sur une seule partie de l'un d'eux, et de cette manière concentrer dans ce point toute la puissance nerveuse de l'ensemble. En effet, dit CABANIS (1), la sensibilité est semblable à un fluide à mesure déterminée, qui en s'élançant d'un seul jet dans une seule route, prive de sa force les autres parties. Il en est ainsi de la concentration ou de la diffusion des forces détériorantes ou morbifiques sur un des systèmes nerveux que je viens de mentionner : on voit naître des phénomènes d'exaltation ou de dépression, plus ou moins applicables à l'un d'eux, et cela à proportion de leur susceptibilité particulière, ou de leur différente disposition; on conçoit, donc, que suivant les diverses conditions anormales, nées d'une altération, soit physique, soit morale, le fluide nerveux si subtil peut s'accumuler exclusivement sur un point donné, et de plus

(1) *Rapports du physique et du moral de l'homme.*

concentrer et multiplier sur lui-même sa puissante action.

En parlant des *Aïssaouya*, nous avons constaté de nombreux exemples de conditions morbides tant extatiques que convulsives, dans lesquelles les organes des sens acquéraient tant de force, qu'ils frappaient ces insensés d'une impression, non seulement étrangère à ces mêmes sens, mais encore assez puissante pour les douer de sensations étrangères et supérieures à la nature de l'homme. N'a-t-on pas observé des individus malades, dont la vue était si perçante qu'ils pouvaient distinguer et même décrire avec exactitude des objets d'ordinaire presque imperceptibles à l'œil nu, et seulement visibles à l'aide du microscope? N'a-t-on pas remarqué des hommes qui avaient la faculté d'apercevoir les objets dans la plus profonde obscurité? J'ai pris soin d'une femme ruinée par une ancienne affection hystérique très grave, qui pouvait me désigner le passage précis de la nourriture qu'elle prenait dans tous les points du tube gastro-entérique ! On peut lire dans Richerand, ce qu'il raconte de ce vieil aveugle qui distinguait comme un chien, par la finesse de l'odorat, tous les objets qui lui étaient présentés. Enfin, n'a-t-on pas cité des hommes qui jouissaient d'une perception si élevée qu'ils prédisaient avec exactitude l'instant de leur mort?

N'oublions pas encore que les graves occupations de l'esprit, que son excitation par le fanatisme aveugle, ou par la crédulité stupide, ont la puissance de porter jusqu'à l'excès la sensibilité et l'activité naturelle du cerveau, à proportion de l'action musculaire et des facultés mentales. Newton qui est mort vierge, est l'exemple le plus frappant de cette vérité incontestable. On lit dans Tissot «que l'homme qui pense le plus est celui qui digère le plus difficilement et réciproquement.» Il en résulte que l'homme studieux use son esprit, tandis qu'il laisse en repos ses muscles qui prennent peu de développement, *sedendo fit anima sapiens.*

Ecoutons le savant Fornasini : (1) « Lorsqu'une pensée, « une idée, une passion s'emparent de l'âme, et lui font « ressentir leur tyrannique despotisme, elles absorbent « seules toutes les facultés mentales ; il n'y a ni pensée, « ni idée, ni passion d'une autre nature qui puissent en « changer la direction; seulement elles peuvent se convertir « en fanatisme, en fixation, en monomanie. » La conclusion à tirer de tous mes raisonnements, c'est donc que par l'effet de la concentration, ou celui de la diffusion de la puissance nerveuse, et du dérangement de son équilibre, causé par une certaine influence morale, on peut voir naître : 1° les diverses frénésies dans lesquelles tombent les négresses dans leurs réunions furibondes; 2° la perte de sensibilité qu'elles éprouvent; 3° le peu de mal qu'elles ressentent des coups graves et multipliés qu'elles se donnent à la tête.

Comme dernière preuve, citons les convulsionnaires de St-Médard, que l'on vit résister aux coups les plus violents et aux blessures les plus graves, sans laisser paraître aucun signe, aucune plainte, qui revelât la moindre souffrance.

Disons donc que le fanatisme et la fureur peuvent rendre l'esprit insensible aux coups que reçoit le corps, de même qu'il est arrivé à quelques martyrs, qui souriaient et même semblaient transportés d'une ineffable béatitude, lorsqu'on les déchirait impitoyablement. Il suffit que le cœur de l'homme soit porté à quelque passion extrême, pour acquérir des qualités surnaturelles; les historiens fourmillent d'exemples semblables.

Terminons en pensant avec Fornasini « qu'autant qu'il est permis à l'homme de porter un jugement sur les surprenants phénomènes qui tirent leur origine de l'organisme humain, on peut dire que ce sont des effets matériels ou

(1) *Essai sur les théories des fonctions nerveuses.*

moraux, qui, par leur propre nature, par des relations secrètes ou prédestinées, saisissent, unissent, ou enlèvent tout principe élémentaire aux nerfs, de manière à augmenter leur puissance, ou à les rendre inertes et privés de toute activité et de tout degré de sensibilité. » En effet, il n'est pas surprenant qu'un sentiment exalté et poussé à l'excès, communique à l'âme la participation de son propre égarement, en la pénétrant profondément de tout changement qui arrive en nous ; changement qu'elle n'accepterait pas, si déjà ses facultés n'étaient sorties de leur condition normale. Il n'y a rien d'extraordinaire encore que les impulsions naturelles, restées dans les bornes de la modération, ne soient, par opposition, dirigées dans un sens faux et dépravé ; de là les illusions, les absurdités et la croyance obstinée qu'on sent ou qu'on voit ce qui n'a produit aucune impression ; ou si l'impression a existé, on verra naître de faux jugements, excédant les bornes des justes corrélations; car les nerfs, continuant leur activité, sans que rien s'oppose à leur perturbation, et étant impressionnés par l'excitation du moment, ils suscitent une réaction psycho-cérébrale énergique, qui égarera l'âme, suivant la nature de la cause de la sensation qu'elle éprouvera, et on ne sera pas surpris de voir quelque appareil des nerfs, sortir de sa position, être dérangé de son équilibre par rapport aux autres, recevoir une nouvelle impression, quoique minime, et se contracter, s'irriter, se troubler, en excitant l'esprit, en produisant des effets étrangers à ces mouvements, en faisant subir de violentes et subites convulsions, sans qu'on puisse empêcher ou dompter ces accidents, par aucune force modératrice suffisante, tirée des moyens opposés, ou de la volonté.

De plus, pour mieux comprendre les effets dont nous nous occupons, et ne pas laisser surprendre notre raison, rappelons-nous les cas de certains individus, qui, par une disposition spéciale de l'organisme, n'éprouvent aucun effet nuisible des coups les plus violents, par exemple de celui qui est cité par PORTAL, et concluons que cela ne peut provenir que d'une disposition *spéciale* de l'organisme, parce qu'il convient de supposer à ces individus une consistance et une élasticité particulières dans le crâne, pour qu'ils puissent résister impunément à de pareils exercices. En effet, si l'on consulte GALL, SPURZHEIM, BERGERY et tant d'autres, on voit qu'ils se fondent sur leurs nombreuses observations, pour assurer que les parois osseuses du crâne des maniaques sont plus épaisses et plus dures que celles des autres hommes. Quant aux négresses qui se trouvent dans un état anormal d'exaltation, que l'on peut comparer à une condition morbide, ou à un accès de frénésie, il doit y avoir chez elles, diminution ou anéantissement complet de la faculté de ressentir ces coups, qui dans leur état normal seraient des commotions mortelles. Ma conviction est encore renforcée par le cas constaté par le docteur RAMANO, sur un individu souvent assailli de violentes douleurs de tête, et qui non seulement ne ressentait aucun mal des nombreux coups qu'il se donnait avec force, mais encore en éprouvait, à ce qu'il assurait, un plaisir incroyable. Outre cela l'Anatomie nous enseigne que les os des indigènes de la Nigritie, sont beaucoup plus développés et plus compacts que ceux des Européens.

Je m'arrête ici, cher collègue, car je m'aperçois de la longueur de cette lettre. Ce sera pour moi un grand plaisir de vous en transmettre de nouvelles, si je n'ai pas à craindre que vous ne soyez trop mécontent de celles que je vous ai adressées jusqu'ici.

Extrait du Répertoire des travaux de la Société de statistique de Marseille.
Tome XXIII, année 1859.

TABLE DES MATIÈRES.

Fin de la table des matières.

Marseille. — Imprimerie-Roux, rue Montgrand, 12